BEI GRIN MACHT SICH IHR WISSEN BEZAHLT

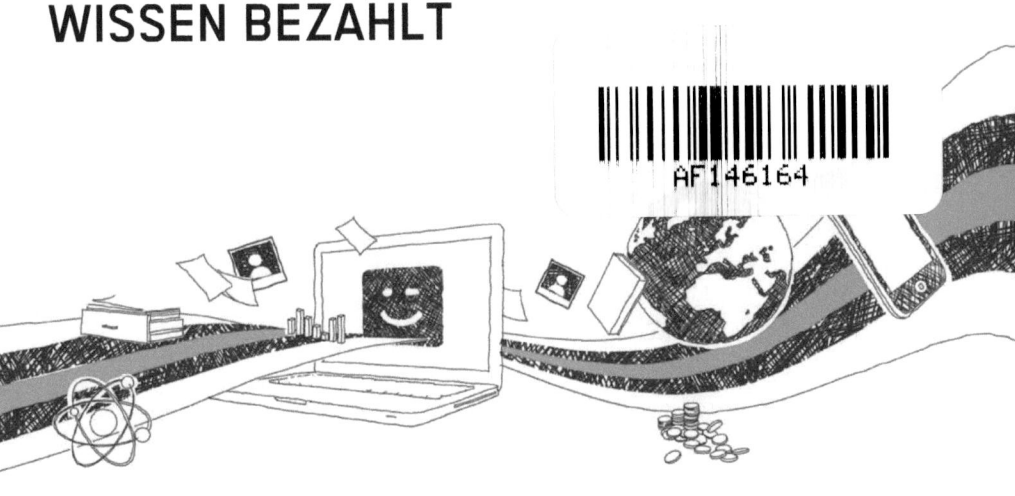

- Wir veröffentlichen Ihre Hausarbeit,
  Bachelor- und Masterarbeit

- Ihr eigenes eBook und Buch -
  weltweit in allen wichtigen Shops

- Verdienen Sie an jedem Verkauf

Jetzt bei www.GRIN.com hochladen und kostenlos publizieren

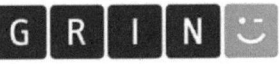

Bibliografische Information der Deutschen Nationalbibliothek:

Die Deutsche Bibliothek verzeichnet diese Publikation in der Deutschen National-
bibliografie; detaillierte bibliografische Daten sind im Internet über http://dnb.d-
nb.de/ abrufbar.

Impressum:

Copyright © 2016 GRIN Verlag, Open Publishing GmbH
Druck und Bindung: Books on Demand GmbH, Norderstedt Germany
ISBN: 9783668477667

Dieses Buch bei GRIN:

http://www.grin.com/de/e-book/369622/medizin-im-nationalsozialismus-die-rolle-
der-gesundheitsaemter-bei-der

Shabnam Ahmadshahi

Aus der Reihe: e-fellows.net stipendiaten-wissen

e-fellows.net (Hrsg.)

Band 2443

Medizin im Nationalsozialismus. Die Rolle der Gesundheitsämter bei der Erb- und Rassenpflege

GRIN Verlag

GRIN - Your knowledge has value

Der GRIN Verlag publiziert seit 1998 wissenschaftliche Arbeiten von Studenten, Hochschullehrern und anderen Akademikern als eBook und gedrucktes Buch. Die Verlagswebsite www.grin.com ist die ideale Plattform zur Veröffentlichung von Hausarbeiten, Abschlussarbeiten, wissenschaftlichen Aufsätzen, Dissertationen und Fachbüchern.

Inwiefern wurden Gesundheitsämter von den Nationalsozialisten zur Ausführung der Erb- und Rassenpflege instrumentalisiert?

Inhaltsverzeichnis

1. Einführung

Die nationalsozialistische Politik missbrauchte von Beginn an Medizin und Wissenschaft zur Umsetzung ihrer Ideologie eines "gesunden Volkskörpers". Dabei wurde die Gesundheit des Einzelnen immer weiter verdrängt und es entstand ein weitläufig organisierter und gut strukturierter Apparat, welcher darauf abzielte, eine rassische Auslese im ganzen Land vorzunehmen[1]. Dieser Apparat bestand aus dem gesamten Gesundheitswesen Deutschlands, sowohl der Ärzteschaft als auch Einrichtungen des Gesundheitswesens, allen voran der Gesundheitsämter. Letztere wurden am 1. April 1935 mit Hilfe des „Gesetz(es) über die Vereinheitlichung des Gesundheitswesens" (GVG) vom 3. Juli 1934 erstmals auf staatlicher Ebene eingerichtet.

Doch wie kam es zum Vereinheitlichungsgesetz und weshalb legte man scheinbar plötzlich besonderen Wert auf die Gründung staatlicher Gesundheitsämter, anstatt bei den kommunalen zu verbleiben?

Um die Umformung des Gesundheitswesens nachvollziehen zu können, muss man sich erst mit der nationalsozialistischen Ideologie beschäftigen. Diese setzte voraus, dass man eine sogenannte „völkische Gesundheitspolitik" schafft und nun nicht mehr beim Wohl des Einzelnen verbleibt. Dieses Gedankengut wird oftmals mit der Intellektfeindlichkeit der Nazis erklärt[2], da stets das Physische betont wurde, weshalb das medizinische Grundprinzip im Dritten Reich als organizistisch[3] und biologistisch bezeichnet wird. Die Seuchenpolitik wurde verstärkt, Müttern und Kindern schenkte man mehr Beachtung, um den gesunden Nachwuchs zu fördern und um das ganze Prozedere abzurunden, wurden sowohl psychisch wie auch physisch kranke

---

[1]Donhauser, Johannes, Das Gesundheitsamt im Nationalsozialismus- Der Wahn vom >>gesunden Volkskörper<< und seine tödlichen Folgen- Eine Dokumentation, Georg Thieme Verlag, 2007, S. 8-9
[2] Kater, Michael H., Ärzte als Hitlers Helfer, Piper 2002, S. 61
[3] Vgl. Kater 2002, S.60

Menschen durch die Gesundheitsämter ermittelt, um sie anschließend- auf der Basis des vorher geschaffenen "Gesetz(es) zur Verhütung erbkranken Nachwuchses" (GzVeN) unfruchtbar machen zu können. Dieses sogenannte Sterilisationsgesetz, das am 14. Juli 1933 verabschiedet wurde und am 1. Januar 1934 in Kraft trat, erlaubte es, dass Menschen mit gewissen Krankheitsbildern zwangssterilisiert wurden, sofern ein amtsärztliches Gutachten über den Gesundheitszustand der betroffenen Person vorlag. Das bedeutet also, dass Menschen zur Sterilisierung gezwungen werden konnten. Die Vorgehensweise der Untersuchungen und Gutachtenausstellung für die Eingriffe wird in dieser Arbeit anhand eines konkreten Fallbeispiels über eine Zwangssterilisation aus dem Landeshauptarchiv Koblenz näher analysiert.

Das Gesetz basierte auf einem preußischen Gesetzesentwurf aus dem Jahr 1932, welcher freiwillige Sterilisationen ermöglichen sollte. Zwar erfuhr dieser Vorschlag Unterstützung seitens Medizinern wie Politikern, jedoch wurde er nicht mehr verabschiedet, aber als Grundlage für das Sterilisationsgesetz genommen.

Diese rassenhygienischen Maßnahmen der NS- Politik steigerten sich, sodass im weiteren Verlauf Menschen, welche als beeinträchtigt gewertet wurden, der "Gnadentod" gewährt wurde. Diese seit 1940 ausgeführten Euthanasiemorde[4] stellen das verstärkte Verlangen der Nationalsozialisten und Eugeniker im Land nach einer Auslese "minderwertigen Erbgutes" besonders deutlich dar. Denn schon seit 1883 entstand auf der Grundlage der Darwin'schen Theorie die Erbgesundheitslehre oder auch Eugenik/ Eugenetik, welche weltweit für Diskussionen in der Wissenschaft führte. 1920 kam es unter dem Eindruck des Ersten Weltkriegs und immer lauter werdenden

---

[4] Euthanasie: aus dem Griechischen ευθανασια (guter/ schöner Tod)

Forderungen amerikanischer Eugeniker auch in Deutschland zum Durchbruch des "Euthanasie"- Gedankens, als der Jurist Karl Binding und der Psychiater Alfred Erich Hoche in ihrer Schrift über "Die Freigabe der Vernichtung lebensunwerten Lebens" eine "Lebensverkürzung" für Kranke, "geistig Tote" und anderweitige "Ballastexistenzen" forderten, um Kosten zu sparen. Diesen Gedanken griff Hitler wieder auf, indem er 1929 forderte, zumindest 700000 bis 800000 der Schwächsten zu "beseitigen". So ergab es sich, dass nach seiner Ernennung zum Reichskanzler die Pflegesätze in psychiatrischen Anstalten drastisch reduziert wurden und begonnen wurde, (z.B. bei Hilfsschülern) zwischen ökonomisch Brauchbaren und 'nutzlosen' zu unterscheiden.

Da Hitler den deutschen "Volkskörper", also das Reich, als befallen ansah, zählten auch Juden und "Zigeuner" zu denen, die sterben mussten, um dem Ziel eines perfekten und ausnahmslos gesunden Volkes gerecht zu werden[5]. Denn die "Lösung der Judenfrage"[6] war aus eugenischer Betrachtung von Anfang an eindeutig eine medizinische. Doch selbst, wenn man nicht zu der großen Gruppe von Menschen gehörte, welche getötet wurden, bekam man die Härte der von der nationalsozialistischen Ideologie geleiteten Gesundheitspolitik zu spüren. Die „Befindlichkeiten" des Einzelnen spielten keine übergeordnete Rolle mehr. Anstatt das geholfen wurde, dokumentierte man das Krankheitsbild und die Häufigkeit der Infektionen eines Jeden, um mögliche Gefahrenquellen für den baldigen gesunden "Volkskörper" erkennen zu können. Es galt die Divise Vorsorge statt Fürsorge und dementsprechend sollten sich dauerhaft Kranke und Suchtpatienten nicht fortpflanzen können. Man sah die Zwangssterilisationen also als Vorsorge an, um nicht noch mehr 'krankes Leben' in die Welt zu setzen und das Volksganze von einer solchen

---

[5] Vgl. Donhauser 2007, Seite 10-12
[6] Vgl. Kater 2002, S. 298

'Bürde' zu befreien. Später wurde der Gedanke durch die Morde erweitert, um die schon lebenden Beeinträchtigten aus dem "Volkskörper" auszulesen.

Zur Verwaltung und Ausführung dieser rassenhygienischen Maßnahmen benötigten die Nationalsozialisten ein flächendeckendes[7] und einheitliches Netz aus Behörden, welches sie mit der Einrichtung staatlicher Gesundheitsämter nach dem GVG aufbauten und für ihre Zwecke ausrichteten.

Die vorliegende Arbeit thematisiert die Entstehung und Stellung des Gesundheitsamtes im Nationalsozialismus, wobei der Fokus auf seinem Wirken in der Erb- und Rassenpflege und den damit verbundenen Zwangssterilisationen liegt. Auch den Einfluss der Amtsärzte, welche oftmals als Mittäter dieser 'ausmerzenden Maßnahmen' gesehen werden, gilt es zu bewerten. Die Analyse und Bewertung der Gesundheitsämter und Amtsärzte soll sich an den damaligen Wissensstand sowie die wissenschaftlichen Standards richten.

---

[7] Vgl. Donhauser 2007, Seite 9

2. Das Gesundheitsamt

2.1 Motive der Verstaatlichung

Die Schaffung staatlicher Gesundheitsämter am 1. April 1935 durch das GVG vom 3. Juli 1934 legte den Grundstein für die jahrelang gut strukturierte Überwachung von Bürgern und Ärzten. Denn auch die Ärzteschaft sollte ideologisch "gleichgeschaltet" werden, um in Zusammenarbeit mit den Gesundheitsämtern und den Organisationen der NSDAP das Deutsche Reich "reinzuwaschen". Die vorher kommunalen Gesundheitsämter waren weder in jedem Stadt-/ Landkreis vertreten, noch besaßen sie einheitliche Bestimmungen, die ihnen vorschrieben, wie sie sich der rassenhygienischen Maßnahmen annehmen sollten. *"Die bisherige >>Einmannbehörde<< des Kreis- oder Bezirksarztes wäre (mit dem Vollzug der neuen Aufgaben zur Erfüllung der Erb- und Rassenpflege) völlig überfordert gewesen"*[8]. Das Gesundheitswesen der Weimarer Republik, welches aus einem staatlichen Gesundheitsbeamten des Kreises bestand, galt es aus Sicht der Nationalsozialisten dringend zu überwinden, um die gesetzten eugenetischen Ziele zu erfüllen. Somit führte das GVG "die staatlichen Aufgaben im Gesundheitswesen, die kommunale Gesundheitsfürsorge und die nationalsozialistische >>Erb- und Rassenpflege<< in einem Amt" zusammen.[9] Da schon vor der Machtübertragung auf Hitler die Forderungen nach einer Verstaatlichung der Medizinalverwaltung laut wurden, aufgrund des Konfliktpotenzials zwischen den kommunalen Gesundheitsämtern und staatlichen Kreisärzten, betrachtete man eine Vereinheitlichung auch aus anderen Perspektiven als die geeignetste Lösung für Wirtschaft und Kommunen. Letzten Endes waren die staatlichen

---

[8] Zitiert nach Donhauser 2007, S.13
[9] Vgl. Woelk, W., Die Rolle der Medizin in der Schulpolitik des Nationalsozialismus- das Beispiel Hilfsschule aus: Welkerling, E., Wiesemann, F., Unerwünschte Jugend im Nationalsozialismus, >>Jugendpflege<< und Hilfsschule im Rheinland 1933- 1945, Klartext, 2005, S.168

Gesundheitsämter das ausschlaggebendste Instrument der Nationalsozialisten zur Umsetzung ihrer Ideologie und somit ein "nationalsozialistisches Organisationsgesetz"[10].

In der Regel wurde für jeden Stadt-und Landkreis (Gau) je ein Gesundheitsamt eingerichtet, mit Ausnahme von größeren Städten, die aufgrund des hohen Verwaltungsaufwandes mehrere Gesundheitsämter erhielten[11]. Die Einführung und Vereinheitlichung staatlicher Gesundheitsämter stellte also einen von den Nazis benötigten Bürokratisierungsprozess dar[12], welcher sich zum einen durch die Bestimmungen des GVG und die Arbeitsteilung der Organe des Gesundheitsamtes, also Amtsärzte, Fürsorgerinnen sowie Hilfsärzte und Geschäftsführer auszeichnete und zum anderen durch die deutliche Ausdehnung des Tätigkeitsbereiches der Gesundheitsämter bemerkbar machte. Diese Ausdehnung bezieht sich auf die rassenpolitischen Maßnahmen, welche den Verfall des Volkes in den drei Dimensionen, Geburtenrückgang, Verbreitung "minderwertiger Erbanlagen" und Paarung ungleicher Rassen, verhindern sollten[13]. Für die Beseitigung "schlechten Erbgutes" benötigte man selbstverständlich medizinisches Eingreifen, was sich in den zahlreichen Zwangssterilisationen und Abtreibungen zeigt.

2.2 Rechte und Pflichten des Gesundheitsamtes

Das "Gesetz zur Vereinheitlichung des Gesundheitswesens" von Arthur Gütt, Ernst Rüdin und Falk Ruttke besteht aus den drei Durchführungsverordnungen, welche den Gesundheitsämtern, dem Reichsgesundheitsamt sowie den Amtsärzten ihre Rechte und Pflichten zuweisen und ausdrücklich hervorheben,

---

[10] Zitiert nach Woelk 2005, S. 168
[11] Gütt, Arthur, Der Amtsarzt- Ein Nachschlagewerk für Medizinal- und Verwaltungsbeamte, Gustav Fischer, 1936, S. 23
[12] Vossen, Johannes, Gesundheitsämter im Nationalsozialismus: Rassenhygiene und offene Gesundheitsfürsorge in Westfalen 1900- 1950, Klartext, 2001, S. 207
[13] Vgl. Donhauser 2007, S. 13

dass eine Zusammenarbeit mit den gesundheitspolitischen Institutionen der Nationalsozialisten, wie dem Hauptamt für Volksgesundheit sowie dem Rassenpolitischen Amt, von entscheidender Bedeutung für die Gesundheitsämter sei und unter allen Umständen erfüllt werden müsse. So schreibt Paragraph 4, 1. der Durchführungsverordnung vor, dass "das Gesundheitsamt mit Organisationen der NSDAP, die sich mit gesundheitlichen Belangen befassen, in engem Einvernehmen arbeiten soll". Bei der Erfüllung seiner Aufgaben mussten sich die Gesundheitsämter stets mit den Ämtern der NSDAP absprechen und sich bei der Ausführung rassenpolitischer Maßnahmen einig sein. Ganz allgemein galt, dass Gesundheitsämter nicht berechtigt waren, Kranke ärztlich zu behandeln oder "wirtschaftliche Fürsorge" zu betreiben, im Sinne der Bezahlung von Krankenhausrechnungen, Medikamenten und Arbeitsausfall[14]. Jedoch wurde dies in den kommunalen Gesundheitsämtern oftmals anders geregelt, da das Auftreten der Gesundheitsämter meistens mit Geldausgaben verbunden war und auch die Amtsärzte ihre Aufgaben nach wirtschaftlichen Gesichtspunkten durchführen sollten, wobei bei diesem Grundsatz bedacht werden muss, dass die Schaffung eines gesunden Volksganzen eine dem wirtschaftlichen Aspekt übergeordnete Rolle für Gesundheitsämter und Ärzte einnehmen musste. Schließlich war dies der eigentliche Grund für die Errichtung staatlicher Gesundheitsämter. Die Gesundheitspolitik, allen voran Reichsgesundheitsführer Conti, sah vor, dass den Gesundheitsämtern "die ärztliche Feststellung und Begutachtung zufällt", womit vordergründig auf die amtsärztlichen Gutachten für Zwangssterilisationen verwiesen wurde, da alle Fälle in den Erbgesundheitsgerichten eingereicht wurden und ein Gutachten zur Feststellung der Krankheit benötigt wurde. Aus diesem Grund war das

---

[14] Vgl. Gütt 1936, S. 23

Gesundheitsamt laut der 2. Durchführungsverordnung dazu verpflichtet, sich auf „Erfordern der zuständigen Behörden gutachtlich zu äußern". Auf dem Gebiet der Erb-und Rassenpflege sollte es daher die notwendigen Untersuchungen durchführen und etwaige Feststellungen sofort an die genannten Organisationen der NSDAP sowie die Erbgesundheitsgerichte weiterleiten. Das führte zu einer engen Hand-in-Hand-Arbeit zwischen den einzelnen Organen, welche in unmittelbarem Schriftverkehr zueinander standen. Dies geht mit einer weiteren bedeutenden Pflicht der Gesundheitsämter einher, welche besagt, dass diese die gesundheitlichen Verhältnisse des Bezirkes zu beobachten haben. Denn auch die Überwachung des Bezirkes ist an die Zusammenarbeit zwischen Gesundheitsamt, Ämtern der NSDAP sowie, in diesem Fall, den Haus- und Fachärzten gebunden. Letztere sollten auffällige Fälle an das Gesundheitsamt weitergeben, die wiederum nach Absprache mit dem Hauptamt für Volksgesundheit die amtsärztliche Untersuchung anordneten. Zwar war die Überwachung des Bezirkes schon Aufgabe der Kreisärzte gewesen, wobei ebenfalls die Kooperation zwischen Kreisarzt, kommunalem Gesundheitsamt sowie der Polizei gefordert war, jedoch beinhaltete die Regelung in der Weimarer Republik die Einhaltung der Gewerbehygiene, die Abwasserentsorgung und die Kontrolle von Herbergen und anderen Schlafstellen, während sie ab 1933 die Erfassung 'erbkranker' Menschen im Sinn hatte.

"Bei Gefahr im Verzuge", also nur in Ausnahmesituationen, durften Gesundheitsämter selbstständig Anordnungen treffen, ohne die Ausführung der Maßnahmen den zuständigen Behörden der NSDAP zu überlassen[15]. Dies geschah vorwiegend auf den Gebieten der Seuchenbekämpfung und der "Überwachung des Verkehrs mit Lebensmitteln und Bedarfsgegenständen"

---

[15] Vgl. Gütt 1936, S. 24

(Paragraph 4, 1. der Durchführungsverordnung). Anhand dieser besonderen Regelung lässt sich die Position der Gesundheitsämter gut festmachen. Zwar waren sie in vielen Punkten an die Zusammenarbeit und das Einverständnis anderer Organisationen gebunden, jedoch besaßen sie aufgrund dieser Verordnung die außerordentliche Erlaubnis, in das Leben eines Jeden einzugreifen, solange äußerste Eile aufgrund der Seuchenbekämpfung geboten war. Da jedoch nicht definiert wurde, ab welchem Zeitpunkt Gefahr im Verzug angemeldet werden konnte, bot dies einen breiten Spielraum für die Gesundheitsämter, welcher deutlich macht, dass, trotz der Ausführlichkeit des Vereinheitlichungsgesetzes, einige Mängel in der Genauigkeit der Verordnungen bestanden, die es den Gesundheitsämtern möglich machten, doch noch selbstständig und ohne Zustimmung anderer Ämter arbeiten zu können. Zusätzlich dazu wurde durch das GVG die gerichtsärztliche Tätigkeit den Gesundheitsämtern übertragen, was in Absatz 1, § 3 festgehalten wurde. Dort heißt es: "Die Professoren für gerichtliche Medizin unterstehen bei ihrer gerichtsärztlichen Tätigkeit verwaltungsgemäß dem Amtsarzt und Leiter des Gesundheitsamtes; Die Gutachtertätigkeit üben sie jedoch für das Gesundheitsamt unter eigener Verantwortung aus"[16]. Damit erhielten die Gesundheitsämter einen für sie weder vor noch nach dem Dritten Reich nie da gewesenen Status als Leiter über die Gerichtsmedizin, was schon 1935, nach zahlreichen Protesten seitens der Gerichtsmediziner, zurückgenommen werde musste. Jedoch stellt auch diese kurzfristig wirksam gewesene Regelung gut dar, wie sehr sich die Nationalsozialisten um eine Neuorganisation des Gesundheitswesens bemühten[17] und ein Machtmonopol der Gesundheitsämter schufen, über welches sie wiederum die Kontrolle übernahmen und damit ein wirksames, flächendeckendes Netz entstehen

---

[16] Zitiert nach Donhauser 2007, S. 17
[17] Vgl. Vossen 2001, S. 208

ließen. Anhand des GVG und den aufgeführten Paragraphen ist unschwer zu erkennen, dass die Intention hinter (fast) jeder Regelung die war, das Gesundheitsamt nicht nur an rassenpolitischen Maßnahmen zu beteiligen, sondern es als DAS Mittel zur Ausführung und Koordination dieser Maßnahmen werden zu lassen.

Es kristallisierten sich in der Zielsetzung der Nationalsozialisten für die nunmehr staatlichen Gesundheitsämter drei wesentliche Leitmotive heraus, welche zum obersten Anliegen von Gesundheitsämtern in den Jahren nach 1933 werden sollten. Zum einen die Erhöhung der Geburtenrate durch Schaffung von Anreizen, die zu großen Teilen finanzieller Art waren. Diese, aus Sicht der Nazis, verbesserte "biologischen Substanz des Volkskörpers" [18] durch Geburten aus "erbgesunden Familien" bezeichnet man als positive Auslese. Das Gegenstück dazu, die negative Auslese, bildet das zweite Leitmotiv der von der nationalsozialistischen Ideologie beherrschten Gesundheitsämter und wurde durch das Eingreifen in unerwünschte Nachkommenschaft erfüllt, indem man Eheverbote aussprach sowie Zwangssterilisationen und Zwangsabtreibungen anordnete. Das dritte Leitmotiv lässt sich an den Bestimmungen von 1935 gegen 'fremdrassige' festmachen, welche Menschen jüdischen Glaubens und später Sinti und Roma daran hindern sollten, mit 'erbgesunden' Deutschen eine Beziehung einzugehen, da dies eine verheerende 'Rassenmischung' darstellte. Bei all diesen Aufgabenbereichen und Zielsetzungen war der Vorteil von den staatlichen Gesundheitsämtern, "dass damit die neuen Aufgaben der Erbgesundheits- und Rassenpflege ohne Gründung von besonderen Rassenämtern und ohne die damit in Zusammenhang stehende finanzielle Mehrbelastung erfüllt werden können". [19]

---

[18] Zitiert nach Donhauser 2007, S. 13
[19] Zitiert nach Vossen 2001, S.211

"Zur Verwirklichung dieser Maßnahmen setzten die Nationalsozialisten den gesamten Verwaltungsapparat ein, wobei insbesondere bei den ersten beiden bevölkerungspolitischen Maßnahmen die Gesundheitsämter eine zentrale Rolle spielten." [20]

Speziell bei der Umsetzung zur Förderung der Geburtenrate und der Beseitigung 'minderwertiger' Erbanlagen durch sogenannte 'ausmerzende Maßnahmen' diente das Gesundheitsamt jedoch nicht nur als einfacher Verwaltungsapparat, viel mehr war es das ausschlaggebendste Organ zur Erfüllung dieser übergeordneten Zielsetzung.

Zur Umsetzung der positiven Auslese zählte die Mütterberatung, welche in den entsprechenden Fürsorgestellen sowie durch Hausbesuche erfolgte.

"Die Gesundheitsämter sollten ab 1935 den Willen zum Kind in der erbgesunden Bevölkerung stärken, die Schwangeren und Wöchnerinnen beraten und ihnen Anleitung für eine gesunde Aufzucht der Kinder geben sowie diese gesundheitlich überwachen." [21]

Von Beginn der Schwangerschaft an war es die außerordentliche Pflicht der Gesundheitsamtes, sich dem Nachwuchs sowie der Mutter, welche in der nationalsozialistischen Ideologie als Erfüllerin der angestrebten höheren Geburtenrate zum Wohle des Volksganzen betrachtet wurde, anzunehmen und vor allem das Kind zukünftig zu überprüfen, um "minderwertiges Erbgut" möglichst schnell erkennen und 'ausmerzen' zu können. Neben der Mütterberatung trat also auch die Säuglings- und Kinderfürsorge als jüngster Aufgabenbereich des Gesundheitsamtes hinzu. Hierbei wurden im Zuge der Hausbesuche Karteikarten angelegt, um das Neugeborene auf seine

---

[20] Zitiert nach Donhauser 2007, S. 13
[21] Zitiert nach Vossen 2001, S. 210

Entwicklung sowie den Gesundheitszustand zu überprüfen. Diese erbbiologische Bestandsaufnahme diente ab 1936 zur Erfassung von "Erbkranken" und erlebte durch das GVG sowie die Zusammenarbeit zwischen Gesundheitsämtern, Fürsorgestellen und Hebammen seinen höchsten Erfassungsgrad, womit ab 1939 die Tötung erbkranken Nachwuchses einher ging. Diese schrittweise Ermordung "minderwertiger" Kinder wird als Kinder-"Euthanasie" bezeichnet, welche stets mit der Gesundheit des Volksganzen begründet wurde und durch die Übermacht der Nationalsozialisten bis Kriegsende reibungslos und wenig aufsehen erweckend erfolgte. Die sechs Jahre lange systematische Erfassung, Beobachtung und spätere Tötung vermeintlich "erbkranker" Kinder waren ebenfalls Teil der 'Fürsorge' der Gesundheitsämter und repräsentieren den eklatanten Missbrauch des öffentlichen Gesundheitsdienstes durch die Nazis in ganz besonderer Weise.

2.3 Rolle der Amtsärzte

Das ärztliche Personal des Gesundheitsamtes bestand sowohl aus verbeamteten Ärzten als auch aus Hilfsärzten. Beamtete Ärzte waren Amtsärzte, die im Auftrag des Staates wirken sollten und daher eine für die Analyse des Einflusses der Gesundheitsämter im Nationalsozialismus übergeordnetere Rolle einnehmen.[22]

Sie übernahmen zum einen aufklärerische Aufgaben, wie Eheberatung sowie Mutter- und Kindberatung und die gesundheitliche Volksbelehrung, im Sinne von Schutz vor Seuchen, Infektionen und Geschlechtskrankheiten.

Auch die Durchführung der Schulgesundheitspflege fiel den Amtsärzten unter dem aufklärerischen Aspekt zu. Zum anderen waren sie verpflichtet, die

---

[22] Vgl. Vossen 2001, S. 207: "Die Schaffung eines Einheitsmedizinalbeamten wird vom Dortmunder Kreisarzt Wollenweber gefordert: <<Das heißt einen ärztlichen Beamten für alle einschlägigen Dinge der Lokalinstanz<<".

Notwendigkeit von Maßnahmen der Erb- und Rassenpflege zu beurteilen und ein Gutachten auszustellen, welches anschließend den Erbgesundheitsgerichten vorgelegt wurde und über die Ausführung der Maßnahme, wie Sterilisation oder Abtreibung, entschied. Die Fürsorge für Tuberkulosepatienten, Geschlechtskranke, körperlich Behinderte, Sieche und Süchtige gehörte ebenfalls zu ihrem Aufgabenbereich[23], wobei 'Fürsorge' mit Vorsicht zu gebrauchen ist, da diese oftmals mit den rassenhygienischen oder auch 'ausmerzenden' Maßnahmen einher ging, vor allem bei körperlich Behinderten und Süchtigen empfand man ein zu hohes Risiko in Bezug auf "erbranken Nachwuchs". Das Wirken des Gesundheitsamtes als 'Gesundheitspolizei'[24] hatte also oberste Priorität, um 'kranken' Nachwuchs zu vermeiden, "lebensunwertes Leben" nicht zustande kommen zu lassen und gleichzeitig den Geburtenrückgang zu bekämpfen, damit die Idee des perfekten deutschen Volksganzen umgesetzt werden konnte. Genau dieser Grundsatz verbirgt sich letzten Endes hinter allen Aufgaben der Amtsärzte, selbst den vermeintlich 'nur' aufklärerischen, denn sowohl die Eheberatung als auch die Mutter- und Kindberatung wurde unter eugenetischen Gesichtspunkten durchgeführt, wobei der Begriff "Gesundheitspolizei" das Vorgehen der Gesundheitsämter besonders deutlich macht, da sie den familiären Hintergrund eines Jeden möglichst genau nachverfolgen und festhalten zu versuchten. Im Zuge dessen wurde bei der Eheberatung das Erbmaterial der Heiratswilligen untersucht und bewertet. Dies führte zu Eheverboten, wenn ein- oder beidseitig "erbkrankes Material" vorlag, demnach ein genetischer 'Defekt' im Sinne einer Behinderung oder einer

---

[23] Vgl. Gütt 1936, S. 25
[24] Begriff und Informationen bezogen von Gütt 1936, S. 25

psychischen Krankheit wie Schizophrenie oder manische Depression innerhalb der Familie festgestellt wurde[25].

In der Mutter- und Kindpolitik äußerte sich der eugenetische Gedanke anhand der sogenannten ehrenden Maßnahmen, von denen das wohl bekannteste das "Ehrenkreuz der deutschen Mutter" war, welches an kinderreiche, 'erbgesunde' Mütter verliehen wurde, um "arischen" Nachwuchs zu fördern und die Familien für die Zeugung weiterer 'erbtüchtiger' Kinder zu motivieren. Zur Befürwortung des Antrages durch den Kreis-/Ortsgruppenleiter der NSDAP dieses Ehrenkreuzes gehörte zwingend eine amtsärztliche Bescheinigung des Gesundheitsamtes[26], was einmal mehr die Zusammenarbeit zwischen den staatlichen Gesundheitsämtern und der Politik betont und zudem noch einmal das Bestreben der Politik darstellt, die Geburtenrate in die Höhe zu treiben und gesunden, "arischen" Nachwuchs zu gewinnen. Die Überprüfung der vorgeschlagenen Mütter erfolgte vorwiegend durch schon vorhandene Unterlagen wie der Erbkartei und den Sippenakten.

Amtsärzte wurden stets darauf angehalten, ihre Aufgaben der Erb-und Rassenpflege gewissenhaft zu erfüllen und auch ihre Beraterfunktion an diesen Aspekt zu richten. Da die deutsche Ärzteschaft im Vergleich zu anderen Berufsgruppen aus übermäßig vielen NSDAP- Mitgliedern bestanden, stand sie dem neuen Regime sowie den Maßnahmen zur Erb- und Rassenpflege vergleichsweise eher loyal gegenüber[27], was auch darauf zurückzuführen ist, dass sie sich schon in der Weimarer Republik einen medizinischen Paradigmenwechsel in Form von Reformen zur Beseitigung vorherrschender Mängel im Gesundheitswesen erhofften. Die Gleichschaltung des öffentlichen

---

[25] Vgl. Donhauser 2007, S. 34-35
[26] Vgl. Donhauser 2007, Seite 36
[27] Vgl. Kater 2002, S. 103-105

Gesundheitsdienstes (ÖGD) war also nicht nur das zentrale Anliegen der Nationalsozialisten, sondern auch das der Ärzte nach dem Ersten Weltkrieg, weshalb es nicht schwierig war, Amtsärzte dazu zu bewegen, bei der Erfüllung eines gesunden Volksganzen mitzuwirken.

Für die Überzeugung der Amtsärzte an den rassenhygienischen Maßnahmen spricht auch ihr Verhalten innerhalb der sogenannten "Aktion Rheinlandbastarde" im Sommer 1937. Hierbei wurden die Nachkommen farbiger Besatzungssoldaten mit deutschen Frauen zwangssterilisiert.

Das Unbehagen der Politik und Bevölkerung gegenüber den sogenannten „Rheinlandbastarden" begann schon in der Weimarer Republik, sodass man mit einer Zählung der 'Mischlingskinder' begann[28]. 1933 ordnete Hermann Göring schließlich eine vollständige Auflistung der „rassengemischten" Besatzungskinder sowie eine wissenschaftliche Untersuchung an. Die Gesamtzahl der noch im Reich lebenden 'Mischlingskinder' ergab 385, davon wurden im Regierungsbezirk Koblenz 67 erfasst[29]. Daher beauftragte Göring den Rassenanthropologen Dr. Eugen Fischer, der wiederum seinen Assistenten Dr. Wolfgang Abel heranzog, mit Untersuchungen um den körperlichen und geistigen Zustand dieser Kinder[30]. Dieser bemerkte ein „auffallend häufiges Inerscheinungstreten von körperlichen und geistigen Schwächen", unter anderem Drüsenerkrankungen, Bindegewebsschwächen und schlechte schulische Leistungen[31].

---

[28] Vgl. Arbeitskreis zur Erforschung der nationalsozialistischen "Euthanasie" und Zwangssterilisation,...wir waren samt und sonders gegen die Durchführung der Euthanasie- Aktion. ":Zur NS- Euthanasie" im Rheinland, 2009, Klemm und Oelschläger, S. 205
[29] vgl. S. 207
[30] vgl. S. 207
[31] Zitiert nach dem Arbeitskreis zur Erforschung der nationalsozialistischen "Euthanasie" und Zwangssterilisation, 2009, S. 210

Auf einer Sitzung der zuständigen Arbeitsgemeinschaft II am 11. März 1935 wurde darüber beraten, wie man mit diesem Wissen umgeht und die „Rheinlandbastarde" an der Fortpflanzung hindert. Das GzVeN sah keine Zwangssterilisation aufgrund der Hautfarbe vor, weshalb man sich dazu entschied, weiterhin geheim zu agieren[32]. Den mitwirkenden Ärzten und Führungspositionen war die Illegalität ihres Handelns durchaus bewusst, doch wurde schon auf der Sitzung festgehalten, dass die Sterilisierungen durch "stillschweigende Übereinkunft zwischen Kreisarzt, Gesundheitsamt und Gesundheitsobergericht im Bewusstsein eines höheren Zwecks wider besseres Wissen" erfolgreich erfolgen könnten[33].

Im Frühjahr 1937 setzte das Regime das Vorhaben zur "Lösung der Bastardfrage"[34] schließlich durch die von der Gestapo einberufene „Sonderkommission 3" in die Tat um. Diese bestand aus drei regional zuständigen Kommissionen mit Sitz in Wiesbaden, Ludwigshafen und Koblenz. In den Kommissionen vertreten waren ein höherer Polizei- oder Verwaltungsbeamter, ein Arzt der staatlichen Medizinalverwaltung (Amtsarzt) und einem vom Stellvertreter des Führers der NSDAP zu benennenden geeigneten Arzt[35]. Diese selbst nach nationalsozialistischer Rechtslage illegale Geheime Reichssache[36] führte dazu, dass etwa 400 Kinder und Jugendliche aus den zwischen 1918 und 1930 besetzten Gebieten zwangssterilisiert wurden,

---

[32] vgl. S. 201
[33] Zitiert nach dem Arbeitskreis 2009, S. 213, Auszug aus einer Rede von Walter Groß auf der Sitzung der Arbeitsgemeinschaft II am 11. März 1935
[34] Zitiert nach dem Arbeitskreis zur Erforschung der nationalsozialistischen "Euthanasie" und Zwangssterilisation, 2009 S.210
[35] Zitiert nach dem Arbeitskreis zur Erforschung der nationalsozialistischen "Euthanasie" und Zwangssterilisation, 2009, S.214
[36] vgl. S. 201

wobei hauptsächlich die Kinder von farbigen französischen Besatzungssoldaten am linken Rheinufer betroffen waren[37].

Die gesetzeswidrige Handhabung der Ärzte, Gesundheitsämter und Politiker wurde verstärkt, indem der Entschluss zur Zwangssterilisation zum Großteil schon anhand von Fotobelegen getroffen wurde. Somit wurden die Betroffenen keiner amtsärztlichen Untersuchung unterzogen, die sogar innerhalb der Planung der Aktion vorgesehen gewesen war, sondern sofort aufgrund "fremdrassiger" Merkmale auf dem Foto zur Zwangssterilisation verurteilt. Das stellt einmal mehr dar, dass ihr Drang nach Unterstützung und Mitgestaltung an den 'ausmerzenden' Maßnahmen größer als der Wille zur Errettung von Leben oder wie in diesen Fällen zur Verbesserung der Situation eines Menschen. Zudem wird deutlich, wie oberflächlich oftmals gearbeitet und gerichtet wurde, auch wenn von außen betrachtet jede nötige Instanz, im Besonderen Amtsärzte und Ärzte zur Ausführung der Eingriffe, involviert war. Die von Groß angesprochene Wirkung der Zusammenarbeit zwischen den einzelnen Organen ergab tatsächlich eine schnelle und unauffällige Bearbeitung der Fälle, was jedoch auch außerhalb der "Aktion Rheinlandbastarde" stets gefordert war, um möglichst lückenlos Fälle nach dem GzVeN zu sterilisieren.

---

[37] vgl. S. 201

3. Stellung des Gesundheitsamtes in der Erb- und Rassenpflege

3.1 Umgang mit dem "Gesetz zur Verhütung erbkranken Nachwuchses"

Das "Gesetz zur Verhütung erbkranken Nachwuchses" (GzVeN) vom 14. Juli 1933 trat zum 1. Januar 1934 in Kraft und war damit eines der ersten Gesetze, welches von der nationalsozialistischen Regierung beschlossen wurde[38]. Binnen kurzer Zeit konnte also das Gesetz, welches die Unfruchtbarmachung erbkranker Personen thematisierte, fertiggestellt und verabschiedet werden. Dies wurde durch zwei Faktoren begünstigt: Einerseits durch das Drängen der Nationalsozialisten auf die Umsetzung ihres wichtigsten Anliegens, der rassenhygienischen Ideologie, welches, wie in der Einführung schon dargestellt, vorsah, "erbkrankes" Leben nicht entstehen zu lassen, um ein "gesundes" Volksganzes zu erhalten. Zum anderen aufgrund der Tatsache, dass sich die Gesundheitspolitik schon seit den 1920er Jahren, also vor der Machtübernahme durch Hitler, mit dem Gedanken eines Sterilisationsgesetzes befasste, weshalb der in der Einleitung genannte preußische Gesetzesentwurf erst zustande kam. Jedoch darf dabei ein entscheidender Unterschied nicht vergessen werden: Die Unfruchtbarmachung durch das Gesetz der Nationalsozialisten war auch "gegen den Willen des zu unfruchtbar machenden" zulässig, sofern, so §1, "mit großer Wahrscheinlichkeit zu erwarten ist, dass seine Nachkommen an schweren körperlichen oder geistigen Erbschäden leiden werden", auch wenn es weder für Amtsärzte noch den ausführenden Arzt erforderlich war, für jeden einzelnen Fall die wahrscheinliche Vererbbarkeit der Krankheit nachzuweisen. Die offizielle Gesetzesauslegung beruft sich auf Hitlers "Mein Kampf"[39], worin die

---

[38] Kretschmer, Manfred, Das NS- Gesetz zur Verhütung erbkranken Nachwuchses, zfp Südwürttemberg, 2011, Seite 2 ff.
[39] Vgl. Kretschmer, 2011, S. 12

kommende Auslese des Volkes zwischen körperlich oder geistig Beeinträchtigten und 'Vollwertigen' Menschen schon gefordert wird. Als erbkrank im Sinne des Sterilisationsgesetzes galten Personen, die an "angeborenem Schwachsinn" leiden. Darunter fiel "jeder in medizinischem Sinne als deutlich abnorm diagnostizierbare Grad von Geistesschwäche"[40]. Personen, die einen Beruf ausüben konnten, waren nicht betroffen. Das bedeutet für die Arbeitsweise der Amtsärzte, ihr Augenmerk vordergründig auf den Nutzen der Betroffenen für die Gesellschaft zu richten. Frühkriminalität, Konflikte mit Schule und Polizei sowie ein unangepasstes Äußeres[41] wurden schon als erstes Anzeichen, "angeborenen Schwachsinns" gewertet, weshalb man diesbezüglich diverse Fragestellungen im amtsärztlichen Gutachten findet. Des Weiteren waren auch Schizophrene vom GzVeN betroffen, auch wenn keine schwere Ausprägung der Krankheit feststellbar war. Fälle von zirkulärem (manisch-depressive) Irresein (bipolare Störung) waren genauso als minderwertig und nicht fortpflanzungswürdig angesehen. Erbliche Fallsucht, also Epilepsie, sowie erbliche Veitstanz (Chorea Huntington), erbliche Blind- und Taubheit und schwere erbliche körperliche Missbildungen waren nach dem Gesetz ebenfalls zu sterilisieren. Als schwere Missbilligungen galten unter anderem Kleinwuchs, Lähmungen, das Fehlen von Gliedmaßen, Klumpfüße und angeborene Hüftverrenkungen. Daneben konnte unfruchtbar gemacht werden, wer an schwerem Alkoholismus leidet[42], was aus Sicht der Nationalsozialisten auf eine schwache, minderwertige Natur der Person hindeutet. Die Unfruchtbarmachung erfolgte durch die Trennung der Samenleiter des Mannes und die Entfernung der Eileiter der Frau[43].

---

[40] Zitiert nach Gütt, S. 174
[41] vgl. Braß, C., Zwangssterilisation und >Euthanasie< im Saarland 1935- 1945, Schöningh, 2004, S.94
[42] Vgl. Gütt 1936, S. 174-175
[43] Vgl. Gütt 1936, S. 24

Grundsätzlich bedurfte es der Einschätzung eines Amtsarztes, jemanden sterilisieren zu lassen, sodass dieser den größten Handlungsspielraum besaß, was durch den Gesetzestext nur verstärkt wurde. Denn betrachtet man die Gründe für eine Unfruchtbarmachung, so fällt auf, dass die meisten Krankheitsbilder, vor allem die erblichen, zweideutig ausgelegt hätten werden können. Blindheit, Taubheit und Epilepsie sind in vielen Fällen, was auch zur damaligen Zeit schon feststand, nicht vererbbar, doch zählte auch hier letztlich nur die Meinung des Amtsarztes, weshalb es gängige Praxis war, auch Menschen, deren Krankheitsbild nicht vererbbar war, zu sterilisieren, wenn der Amtsarzt die Gefahr einer Vererbung sah. Somit ist die Vorschrift in §1 zu relativieren, denn auch bei sehr geringer Wahrscheinlichkeit erfolgten die Eingriffe, da die nationalsozialistische Ideologie vorsah, fürsorgend für das Volksganze zu agieren und auch bei noch so kleiner Wahrscheinlichkeit diejenigen, welche auch nur ansatzweise von der im Gesetzestext als Norm bezeichneten 'Klasse' abwichen, unfruchtbar zu machen.

Eine weitere aufgeführte Bedingung für die Unfruchtbarmachung, welche genauso wie die oben aufgeführten kritisch zu begutachten ist, war die "einwandfreie Feststellung der Krankheit durch einen approbierten Arzt"[44]. Wenn all dies gegeben war, so oblag die endgültige Entscheidung über die Unfruchtbarmachung sogenannten Erbgesundheitsgerichten, welche als juristische Entscheidungsträger in Fällen des GzVeN fungierten und bestimmten Amtsgerichten zugeordnet wurden. Der Amtsrichter als Vorsitzender, ein Amtsarzt und ein vom Ministerium bestellter Arzt[45] bildeten ein Erbgesundheitsgericht. Die Anträge auf Unfruchtbarmachung konnten zum einen von den Betroffenen selbst beim Erbgesundheitsgericht gestellt werden,

---

[44] Zitiert nach Gütt 1936, S. 25
[45] Vgl. Kretschmer 2011, Seite 15

was aber selten der Fall war, zum anderen konnten gesetzliche Vertreter, Leiter von Heil- und Pflegeanstalten, Leiter von Krankenhäusern und Strafanstalten sowie Amtsärzte den Antrag stellen. Vor allem über psychiatrische Einrichtungen wurden die Betroffenen erfasst, da die Krankheitsbilder, welche über das GzVeN als erbkrank angesehen wurden, zu einem Drittel psychisch-Kranke betroffen hat. So ergab es sich, dass Hundert Tausende von 1933 bis 1945 zwangssterilisiert oder ermordet wurden und das, weil die Nationalsozialisten die Auffassung vertraten, 'krankes' Erbgut auszulöschen. Insgesamt wurden mindestens 400000 Menschen zwangssterilisiert, weitere 200000 ermordet[46]. Um eine solche Anzahl von Fällen bewältigen zu können, muss es weitaus mehr gebraucht haben als die Nationalsozialisten. Denn zur Ausführung von medizinischen Eingriffen, wie den Sterilisationen und Abtreibungen (unter Zwang), bedarf es heute wie damals Fachpersonal in Form von approbierten, erfahrenen Ärzten sowie einer Kontrollinstanz, die zumindest pro Forma Recht spricht und nach einheitlichen Regeln und Maßstäben die Fälle auf ihre Berechtigung prüft. Die Fälle müssen außerdem verwaltet werden und überhaupt erst entdeckt werden. Dies war Aufgabe der staatlichen Gesundheitsämter. Die Kontrollinstanz erfüllte sich durch Erbgesundheitsgerichte und Ärzte zur Ausführung fanden sich- wie bereits erläutert- zu Genüge, zumal die Eingriffe eine lukrative Einnahmequelle für die Frauenkliniken darstellten.

Das heißt, dass die Gesundheitsämter keineswegs alleine verantwortlich für die hohe Opferzahl waren, jedoch bildeten sie die mit Abstand wichtigste Komponente in der Ausführung der rassenpolitischen Ideologie der Nationalsozialisten. Doch ist auch hier zu betonen, dass trotz der erheblichen Rolle der Gesundheitsämter in Bezug auf 'ausmerzende Maßnahmen', also die

---

[46] Vgl. Donhauser 2007, S. 30

Vernichtung 'lebensunwerten Lebens' und die Beseitigung 'minderwertigen' Erbgutes, indem man es im Keime erstickte, nur eine gut funktionierende Zusammenarbeit zwischen NSDAP(- Ämtern), Gesundheitsämtern, Erbgesundheitsgerichten, der Polizei und allen Ärzten im Reich den 'Erfolg' der Maßnahmen ausmachte. Innerhalb all dieser Organe bildeten die Gesundheitsämter das Glied, welches alle anderen zusammenhielt und in gewisser Weise den gemeinsamen Nenner darstellte. Denn sie kommunizierten sowohl mit der NSDAP und deren Ämtern, um ihrem Auftrag als Gesundheitspolizei nachzugehen und Erb- und Rassenpflege an vorgeschlagenen Fällen der NSDAP zu betreiben, als auch mit den Erbgesundheitsgerichten, um die erforderlichen amtsärztlichen Gutachten auszustellen und etwaige Kenntnisse über den Fall zu melden. Auch mit den Ärzten in ihrem Gau stand das Gesundheitsamt stets in engem Kontakt, da man sicherstellen wollte, dass alle Fälle, die unter das GzVeN fallen, gemeldet werden und die Ärzte ihrer Pflicht, erbkranke Personen entgegen der Schweigepflicht zu melden, nachkommen und ein Boykott der Ärzteschaft hinsichtlich ihres Aufgabenbereichs nicht stattfinden kann.

Die Bildung staatlicher Gesundheitsämter war also in Bezug auf das nationalsozialistische Verständnis und die Umsetzung eugenischer Ziele eine Musterlösung und anhand des bisher ausgearbeiteten Sachverhaltes ist es nicht verwunderlich, dass die Verstaatlichung durch das GVG so zügig nach der Machtübernahme durch Hitler umgesetzt wurde, denn ohne das Vereinheitlichungsgesetz wäre für die einzelnen Kommunen nicht klar gewesen, wer sich den rassenpolitischen Maßnahmen annimmt. Schließlich kann und konnte nur ein verbeamteter Arzt des Gesundheitsamtes ein amtsärztliches Gutachten ausstellen, wenn dieses jedoch durch kein Gesetz darauf angehalten wurde, Erb- und Rassenpflege im Volk zu betreiben, so wäre es schwierig geworden, die vorher kommunalen und ungleich verteilten Gesundheitsämter dazu zu bewegen, sich diesem Ziel anzunehmen. Und allein die Opferzahl der 'ausmerzenden Maßnahmen' bestätigt, dass die Nationalsozialisten ihrem Ziel der Selektion des Volkes nicht nur sehr nahe kamen, sondern es mit der Einführung des GVG und der daraus resultierenden Veränderung bzw. Umwälzung des Gesundheitswesens erreicht haben. Der Apparat der staatlichen Gesundheitsämter hatte dermaßen großen Erfolg erzielt, dass diese Neuerung auch nach der NS-Zeit beibehalten wurde und das GVG auch lange danach in Deutschland und vor allem Österreich Geltung fand. Klammert man die rassenhygienischen Aufgaben des Gesundheitsamtes im Dritten Reich aus, so stellt man fest, dass der restliche Teil des Aufgabenbereichs auch heute noch auf unsere Gesundheitsämter zutrifft. Jedoch mussten ausnahmslos alle ihre Pflichten, wie schon im Kapitel "Rolle der Amtsärzte" beschrieben, auf gewisse Weise wieder mit der Erb-und Rassenpflege in Einklang gebracht werden, weshalb wir nicht annehmen können, dass vermeintlich harmlose Bereiche wie die Mutter- und Kindberatung oder die Schulgesundheitspflege vergleichbar mit der heutigen Ausführung dieser Aufgabenfelder durch die staatlichen Gesundheitsämter sind. Denn in die Beratung musste zwingend das Sterilisierungsgesetz miteinbezogen werden, was jegliche Art von Beratung zu einer Erbgutuntersuchung werden ließ, vor allem, wenn es sich dabei um Eheberatung handelte. Dies wird auch in folgender Aussage aus dem Nachschlagewerk für Amtsärzte ersichtlich: *"Keine Maßnahme darf getroffen werden, die nicht unter dem* Gesichtswinkel *der Erb- und Rassenpflege durchdacht wäre. Jede Ermittlungstätigkeit, jede Beratung, jeder Hausbesuch muss auch Material für die Vervollständigung der erbbiologischen Kartei liefern.*"[47]

Meiner Meinung nach kann man also zu Recht behaupten, dass das Gesundheitsamt nach der nationalsozialistischen Ideologie Vorsorge über Fürsorge stellte und aufgrund dessen, der Verbreitung "minderwertigen Erbgutes" vorbeugend, 'Beratungen' in jedem familiären Lebensbereich ausführte. Damit wird deutlich, dass das grundlegendste Gesetz, nach dem die Gesundheitsämter handelten und entschieden, das GzVeN darstellte, denn keines ihrer Aufgabenfelder war von diesem Gesetz komplett loszulösen.

3.2 Fallbeispiel der E.G.

Welche Bedeutung die amtsärztlichen Gutachten übernahmen, wie diese aufgebaut waren und wie sich die Untersuchungen vollzogen haben, wird in dieser Arbeit anhand eines Fallbeispiels näher durchleuchtet. Der Fall der E.G.[48], welche an "angeborenem Schwachsinn" gelitten haben soll, ist im Landeshauptarchiv Koblenz einzusehen und stellt ein klassisches Beispiel für die Ausführung von Zwangssterilisiationen aufgrund des GzVeN dar. Im Zuge dieser Jahresarbeit verglich ich ihren Fall mit vier weiteren aus dem Stadt- und Landkreis Koblenz, bei denen es sich ebenfalls um Zwangssterilisiationen handelte.

Wie jede Akte des Erbgesundheitsgerichts besteht die Vorliegende zum einen aus dem Antrag auf Unfruchtbarmachung, welchen in ihrem Fall der zuständige Kreisarzt des Stadt-und Landkreises Koblenz am 18.September 1934 stellte und zum anderen aus zwei Formblättern, dem amtsärztlichen Gutachten sowie dem "Intelligenzprüfungsbogen". Für uns von Bedeutung sind das

---

[47] Zitiert nach Gütt 1936, S. 204
[48] Landeshauptarchiv Koblenz, Best.: 512,001, Nr,: 2033/2034

amtsärztliche Gutachten und der Intelligenzprüfungsbogen, da sich hier darstellt, worauf bei der Feststellung der Diagnose wert gelegt wurde und wie die Ärzte im Einzelnen vorgingen. Auch das uns an die Akte beigefügte Urteil des Erbgesundheitsgerichtes ist von großer Wichtigkeit, da dieses noch einmal eine knappe Begründung zum Urteil ausspricht und das Ergebnis des amtsärztlichen Gutachtens zusammengefasst und gedeutet wird. Das Gutachten beginnt mit allgemeinen Informationen über die Person, also Name, Beruf, Wohnort, Familienstand und Anzahl der Kinder. In diesem ersten Teil werden auffällig intime Informationen zu näheren Familienangehörigen gefordert. Hier fällt sofort auf, dass die Betroffene drei Kinder geboren hat, jedoch alle drei unehelich ("illegal") gezeugt wurden. Auch zum Zeitpunkt der Antragstellung war die 37 Jährige Frau ledig. Dieser Sachverhalt bedeutete für Frauen im Nationalsozialismus das gesellschaftliche Aus, weshalb es nicht weiter verwunderlich ist, dass sich auf dem Antrag auf Unfruchtbarmachung der Hinweis "Eilt sehr!" des zuständigen Amtsarztes an die Geschäftsstelle des Erbgesundheitsgerichtes befindet. Schon hier wird der Einfluss des Amtsarztes ersichtlich, welcher die Rangfolge der Fälle mitbestimmt und direkt zu Beginn des Antrages seine Wertung abgibt. Weiterhin wurden auf dem Gutachten Informationen über die Eltern der E.G., vor allem über ihren Vater, eingeholt. Dieser soll laut dem Gutachten an "einfacher Seelenstörung" und an einer Hirnhautentzündung gelitten haben. Dazu kommt, dass er später "viel Schnaps getrunken" habe und dementsprechend die "Erblichkeit der Krankheit aus den hiesigen Akten nicht ohne weiteres geschlossen werden kann". Das sprach für die Sterilisierung der E.G., da Familien von Alkoholkranken als genauso erbkrank und 'asozial' angesehen wurden. Auch die Tatsache, dass er ebenfalls eine psychischen Krankheit erleidet haben soll, spricht gegen "gesundes" Erbgut der ganzen Familie. Ein weiteres wichtiges Detail in ihrer

Familiengeschichte ist, dass E.G eines von 16 Kindern ist, jedoch nur noch eine ältere Schwester und sie leben. Die übrigen Geschwister seien verstorben.

Im Vergleich zu Sterilisationsanträgen ab dem Jahre 1938 fällt auf, dass in diesem Fall noch keine sogenannte "Sippentafel" Bestandteil des Antrages war, anders als zum Beispiel im Antrag der taubstummen L.S.[49], bei welcher neben ihrer eigentlichen Krankheit auch "angeborener Schwachsinn" diagnostiziert wurde und mithilfe des Sippenbogens schnell ersichtlich wurde, dass auch andere Familienmitglieder von gleichen oder ähnlichen Diagnosen betroffen waren. Da diese Sippentafel erst ab dem 1. Januar 1938 verpflichtend zum Antrag gehörte, lag er bei Fällen wie dem von E.G. noch nicht vor, ist jedoch für die Einordnung der Gutachtenausstellung zu berücksichtigen. Denn gerade solche Entwicklungen geben Aufschluss über etwaige noch vorherrschende Missstände im System. Im Falle der Einführung der Sippentafel verfolgte man aller Wahrscheinlichkeit nach das Ziel, dem Einwand von Betroffenen, dass keine Erbkrankheit vorhanden sein kann aufgrund fehlenden weiteren Fällen in der Familie, entgegenzuwirken durch einen möglichst genauen, dennoch simplen tabellarischen Überblick über den sozialen und gesundheitlichen Zustand der einzelnen Familienmitglieder. Auch konnten durch diese gezielte Familienanamnese und die damit verbundenen gründlichen Recherchen weitere 'Erbkranke' ausfindig gemacht werden. Zudem wurde die Spruchpraxis der Erbgesundheitsgerichte durch ein solches Vorgehen weniger angreifbar gemacht.[50]

In Teil II. wird die eigene Vorgeschichte der Betroffenen behandelt, sowohl etwaige durchgemachte körperliche Krankheiten als auch die geistige

---

[49] Landeshauptarchiv Koblenz, Best.: 426,6, Nr.: 12037, Best.: 512,1, Nr: 1927 und 1978
[50] Endres, S., Zwangssterilisationen in Köln 1934-1945, Schriften des NS- Dokumentationszentrums, Emons, 2010, S. 146

Entwicklung der Person. Laut dem Gutachten soll sie zwar keine direkten körperlichen Missbildungen besitzen, jedoch mit 1,50 m und 37,5 Kg "sehr grazil gebaut" sein. Die geistige Entwicklung beschreibt der Amtsarzt als "stark zurückgeblieben", hauptsächlich, weil sie in der Schule nie mitgekommen sei. Die am ausführlichsten beantwortete Frage, welche jedoch auch nur aus einem Satz besteht, aber zumindest keinen Halbsatz oder eine Ja/Nein-Antwort darstellt, ist die über das Sexualleben der als erbkrank gemeldeten Person. Dieses sei eine "Haltlosigkeit auf sittlichem Gebiet", da sie schon dreimal unehelich geboren habe, weshalb auch das Jugendamt in den Fall eingeschaltet sei und den Amtsarzt, laut der Akte, erst über die Lage bei der E.G. informiert habe. Dies konnte auch dadurch nicht weniger gewichtig gewertet werden, dass die Betroffene weder mit dem Gesetz in Konflikt geraten ist noch Alkohol oder andere Rauschmittel missbrauchte. Der Bogen über ihre Vorgeschichte endet damit, dass der Amtsarzt ihre Behandlung in der offenen Fürsorge für Nerven- und Seelenkranke in Andernach kommentarlos anmerkt.

Anders als in der Fragestellung des Gutachtens, welche den Amtsarzt zu möglichst großer Genauigkeit anweist, antwortet dieser bei etlichen Fragestellungen sehr kurz und ohne jegliche Erklärung. Aus heutiger wie auch aus damaliger Sicht stellt das kein normgerechtes Gutachten dar, da eine genauere Beantwortung gefordert war, vergleicht man das amtsärztliche Gutachten der E.G. mit anderen, wird jedoch deutlich, dass dies die Regel und nicht die Ausnahme darstellte. Anstatt zum Beispiel darauf einzugehen, wie sich ihre angebliche geistige Unterentwicklung in der Schule auszeichnete, den Sachverhalt also näher zu erläutern, notiert er die Vorfälle, welche sie als eine "angeborene Schwachsinnige" identifizieren sollen, ohne diese auch nur annähernd zu durchleuchten. Beim Lesen der Akten, sowohl der über den Fall der E.G. als auch die der anderen Streilisierungsfälle, fiel auf, dass

Verbindungen zu anderen Krankheitsfällen in der Familie oft und gerne erstellt wurden, wie im Falle der S.H., welche eine Nichte hatte, die häufiger in der Schule aufgefallen ist und deshalb eine Erbkrankheit im Sinne des Gesetzes bei ihr und ihrer Nichte vermutet wurde.

Erst im Zuge der Ausarbeitung dieser Erkenntnisse wurde für mich die hohe Opferzahl des Sterilisierungsgesetzes verständlich, denn bei einer solchen Methodik ist absehbar, dass auch Menschen, die eigentlich völlig gesund sind oder nur leichte körperliche/geistige Beschwerden haben, Opfer des Gesetzes werden konnten. Der Betitelung dieser Vorgehensweise als "Wahn des deutschen Volkskörpers" ist demnach aus meiner Sicht voll zuzustimmen, denn erst der Wahn und das Trachten nach absoluter Gesundheit im Volk führte dazu, dass die Amtsärzte ihre ärztlichen Werte und den hippokratischen Eid außer Acht ließen, oder wie sie es verstanden, umwandelten, für eine bessere Erbgesundheitsrate. Vor diesem Hintergrund möchte ich folgende Aussage hinzufügen:

„(...) ein System fester, abstrakter Regeln regelt Rechte und Pflichten des ihnen tätigen Fachpersonals, das sich durch eine >>rationale Disziplin<< auszeichnet, d.h. alle Anordnungen werden >>ohne Rücksicht auf eigene Vorstellungen oder Wünsche durchgeführt<< ".[51]

Mit dem System wird das Vereinheitlichungsgesetz beschrieben, jedoch funktionierte dieses System eben nur, weil weder Widerstand geleistet wurde, noch überhaupt daran gedacht wurde, die Pflichten durch die ihnen gegebenen Rechte und die Angewiesenheit der rassenpflegerischen Maßnahmen auf die Amtsärzte zu umgehen oder wenigstens zu entschärfen, sodass nicht jeder, der auch nur im Ansatz Symptome von Schizophrenie o.Ä.

---

[51] Zitiert nach Donhauser 2007, Seite 60

aufweist oder in der Erbbestandsaufnahme damit in Verbindung gebracht wird, gleich Opfer des GzVeN wird.

Blicken wir in der Akte der E.G. weiter, so erscheinen auf der vierten Seite, dem dritten Teil, die körperlichen und psychischen Befunde, welche Auffälligkeiten wie die schon genannte mäßige Ernährung und den daraus resultierenden Körperbau nennen. Laut dem Amtsarzt besitzt sie lebhafte Reflexe, was als ein Symptom geistiger Unzurechnungsfähigkeit gesehen werden konnte. Der Befund der Stimmungslage weist laut dem Gutachten keine Abweichungen von der Norm auf, da die E.G. sich zugänglich und freundlich verhalte, in einigen Situationen jedoch verwirrt sei, was keine Besonderheit bei "angeborenem Schwachsinn" darstellte und deshalb ebenfalls nicht ausgeführt wird. Interessant ist, dass auf dem amtsärztlichen Gutachten auch nach sexuellen Perversionen der Betroffenen gefragt wird, worauf der Amtsarzt notierte, dass sie zwar keine Perversionen im eigentlichen Sinne besäße, jedoch drei illegale Kinder gezeugt habe, was er schon zweimal vorher angemerkt bzw. als Antwort auf eine Frage verwendet hat. Die Normverletzung, welche der E.G. zur Last gelegt wird, ist also sexueller Natur. In ähnlichen Fällen tauchte in den Sterilisationsanträgen und Urteilsbegründungen häufig auch die Diagnose >>moralischer Schwachsinn<< auf.[52] Der anschließende Intelligenzprüfungsbogen in der Akte musste nur bei Verdacht auf "angeborenen Schwachsinn" ausgefüllt werden, andernfalls war es dem Amtsarzt selbst überlassen, diesen zur Feststellung der Krankheit zu verwenden. Der Bogen stellt ebenfalls einen stark oberflächlichen Test dar, der aus Plus- und Minuszeichen besteht, wobei + eine zufriedenstellende Antwort seitens der Betroffenen auf die Frage und Minus eine falsche oder nicht ausreichende Antwort bedeutete. Im Falle der E.G. bestehen sowohl

---

[52] Braß, C., Zwangssterilisation und >Euthanasie< im Saarland 1935- 1945, Schöningh, 2004, S.97

Orientierung und Schulwissen aus fast ausschließlich falschen Antworten. Sie kann weder ihr eigenes Geburtsdatum angeben noch mit Zahlen bis 10 operieren (Beispiel: 2mal9=11, 4mal2=6). Fragen bezüglich des Allgemeinwissens, spezieller beruflicher Fragen, dem Geschichtswissen, sittlicher Allgemeinvorstellungen sowie Gedächtnis- und Merkübungen bestehen bei E.G. sogar gänzlich aus falscher/mangelhafter Beantwortung. Bezüglich des Intelligenzprüfungsbogens wird geäußert: *„Da sich die Standardfragen des Intelligenzprüfungsbogens hauptsächlich an Lerninhalten der Schule orientierten und darüber hinaus einiges an bildungsbürgerlichem Ballast enthielten, hatten die meisten Untersuchten, die i.d.R. nur einen Volksschulabschluss oder nicht einmal diesen hatten, kaum eine Chance, der Zuordnung der Kategorie "angeborener Schwachsinn" zu entgehen. Die Amtsärzte waren hier mit absoluter Definitionsmacht ausgestattet und damit von vornherein in einer übermächtigen Position."*[53]

Führt man sich vor Augen, dass Betroffene schon, wenn sie im Intelligenzprüfungsbogen versagten, mit der Diagnose "angeborener Schwachsinn" abgestempelt werden konnten und auf keinen weitere Untersuchung Anspruch hatten, so erscheint mir die Position der Amtsärzte tatsächlich als übermächtig, geradezu unfehlbar in seiner Diagnose. Wäre ein psychisch und physisch komplett gesunder und vollständig entwickelter Mensch, der keine Schule besucht hat, durch das Versagen beim Intelligenztest zur Zwangssterilisation verurteilt worden, so wäre es (höchstwahrscheinlich) keinem aufgefallen, da das Reichsgesundheitsamt als Kontrollinstanz der Gutachten nur bedingt Akten zur Sicherstellung der Verfahrenstechnik einforderte. Von den fünf gesichteten Akten wurde auch nur eine, die eines

---

[53] Zitiert nach Donhauser, 2007, S. 22

Alkoholkranken, vom Reichsgesundheitsamt eingefordert[54]. Der Großteil der Fälle blieb unkontrolliert und dem Amtsarzt überlassen, welcher allein den sozialen Werdegang, andere Krankheitsfälle in der Familie oder mangelndes Schul- und Allgemeinwissen, denn aus nichts anderem bestand der Intelligenzprüfungsbogen, dazu nutzen konnte, die Diagnose "angeborener Schwachsinn" zu rechtfertigen.

„Die Erblichkeit der im GzVeN genannten Diagnosen und der mit ihnen verbundenen, höchst unterschiedlichen Krankheitsbilder war zum Großteil nicht bewiesen, hatte aber aufgrund empirischer Untersuchungen, der Mendel'schen Gesetze, der Zwillings- und Familienforschung, als allgemein nachgewiesen zu gelten".[55]

Genau dieses Credo sollte Amtsärzte und Gesundheitsämter zur vorbehaltlosen Ausführung der Erb- und Rassenpflege bewegen. Da die Eugenetik im 20. Jahrhundert sowieso ein großes Thema war und man sich lange damit beschäftigte, ob es möglich sei, 'optimale' Menschen zustande kommen zu lassen, ist es in gewisser Weise verständlich, dass die Amtsärzte diesem Bestreben nach, ihr bestmögliches für die Umsetzung der Rassenhygiene geben wollten und die unschlüssigen Begründungen für diese Taten selbst nicht mehr wahrnehmen konnten.

Die endgültige Diagnose des Amtsarztes lautete, wie zu erwarten war, "angeborener Schwachsinn" bei der E.G. mit der Begründung, dass sie im Intelligenztest völlig versagt habe und auch über kein **sittliches** Wissen verfüge. Anhand der Formulierung wird die spezielle Verbindung zwischen

---

[54] Landeshauptarchiv Koblenz, Best.: 512,001, Nr.: 2007-2008
[55] Endres, S., Zwangssterilisationen in Köln 1934-1945, Schriften des NS- Dokumentationszentrums, Emons, 2010, S.42

medizinischen, moralischen und sozialen Maßstäben[56] für die Begründung der Diagnose einmal mehr deutlich. Diese "Biologisierung des Sozialverhaltens"[57] führte dazu, dass die Verletzung sozialer Normen als eine Krankheit betrachtet wurde und in erster Linie nicht als Resultat der Lebensumstände. Bei der E.G kommt belastend hinzu, dass sie weder fähig sei, lesen zu können noch, mit Ausnahme ihres Namen, zu schreiben. Auch ein eigenständiges Leben werde sie zu keinem Zeitpunkt führen können, da sie bei ihrer verheirateten Schwester lebe und aufgrund ihrer mangelnden geistigen Fähigkeiten nie geschäftsfähig sein werde, was die Priorität der Lebensbewährung als ein weiteres Kriterium gut ersichtlich werden lässt[58].

Der Amtsarzt äußert in seiner Begründung: "Die Krankheit ist hiernach durch das Gutachten einwandfrei festgestellt. Bei ihr ist nach den Erfahrungen der ärztlichen Wissenschaft mit großer Wahrscheinlichkeit zu erwarten, dass auch die Nachkommen an schweren Erbschäden leiden werden." Dieser Diagnose wurde am 5. November 1934 durch das Erbgesundheitsgericht in Koblenz stattgegeben, woraufhin E.G. kurz vor Weihnachten, am 14.12 des selben Jahres, im Kemperhof sterilisiert wurde. Der Eingriff verlief, laut den zuständigen Ärzten, ordnungsgemäß und ohne Komplikationen.

Aus heutiger Sicht ist die angeblich "einwandfreie Feststellung" der Krankheit selbstverständlich anzuzweifeln. Auch wenn E.G. über wenig bis gar kein schulisches Grundwissen verfügte, so kann man nicht zwingend von einer psychischen Krankheit ausgehen, da hierfür etliche andere Symptome vorhanden sein müssten. "Angeborener Schwachsinn" ist meiner Meinung nach deshalb nicht nur unter eine psychische Krankheit einzuordnen gewesen,

---

[56] Vgl. Braß 2004, S. 94
[57] Zitiert nach Braß 2004, S. 95
[58] Vgl. Woelk 2005, S. 172

sondern auch durch das Fehlen von Grundkenntnissen sowie gewisser Eigenständigkeit und Auffassungsgabe gekennzeichnet. Unter diese schwammige Diagnose konnten dementsprechend alle möglichen Menschen mit Problemen in der Schule oder im Alltag fallen. Die Legastheniker und ADHS- Patienten von heute müssen, diesem Wissen nach, ein Teil derer sein, die im Nationalsozialismus unter eben diese 'Schwachsinnigen' gezählt wurden, denn deutlich zu erkennen ist, dass der Test genau diesen Menschen eine erfolgreiche Bewerkstelligung der amtsärztlichen Untersuchung unmöglich machte. Das bedeutet natürlich nicht, dass alle Opfer des GzVeN durchweg gesund waren. Sie mögen zum Großteil tatsächlich an psychotischen Störungen wie Schizophrenie oder den sogenannten "angeborenen Schwachsinn", welcher eine Intelligenzminderung bzw. eine Minderbegabung bezeichnet und heutzutage nicht mehr verwendet wird, gelitten haben, jedoch ist die Feststellung dieser Krankheiten auf Tatsachen begründet, die genauso gut, einen Menschen mit nur 'leichten' Schwächen wie einer Lese- und Rechtschreibstörung oder einem Aufmerksamkeitsdefizit treffen können. Diese sind in den meisten Fällen nicht vererbbar und leicht zu verbessern. Die Amtsärzte, wie jener, der die Sterilisierung der E.G beantragte und sie als "Schwachsinnige" identifizierte, bemühten sich in ihren Untersuchungen und den Gutachten nicht darum, miteinzubeziehen, dass mangelndes (Allgemein)Wissen nicht mit mangelnder Fähigkeit, sich Wissen anzueignen, gleichzusetzen ist. Dementsprechend wurden auch die amtsärztlichen Untersuchungen von ihnen durchgeführt. Andere Gründe für das fehlende Wissen der E.G, wie persönliche Schicksalsschläge, wurden gar nicht erst gesucht. Schon vor der eigentlichen Untersuchung zweifelte man aufgrund ihres unsittlichen Verhaltens an ihr und so zog sich diese ganz spezielle Begründung der "Haltlosigkeit auf sittlichem Gebiet" durch das ganze

Gutachten. E.G hätte selbst durch einen erfolgreichen Intelligenztest nichts daran ändern können, dass sie drei "illegale" Kinder gebar und mit diesen bei der Schwester lebte, was aus Sicht des Amtsarztes bescheinigte, dass sie nicht geschäftsfähig ist und man keinen Nutzen aus ihr gewinnt. Soziale Indikatoren wie Kriminalität, Alkoholismus, ein vernachlässigtes äußeres Auftreten oder- wie in diesem Fall- ein "unangepasstes Sozialverhalten"[59] sprachen somit für das Vorhandensein einer Erbkrankheit im Sinne des Gesetzes. Dies führte zum einen auf eine Ausweitung des möglichen Opferkreises, auch wenn rein medizinisch betrachtet keine Krankheit festgestellt werden konnte. Aufgrund dessen kam es in Deutschland zu weitaus mehr Sterilisationen als in Ländern mit vergleichbaren Gesetzen, die jedoch einen engeren Personenkreis betroffen haben.[60] Zum anderen führte die Bewertungsart zu diagnostischen Widersprüchen und Ungereimtheiten, die schon aus damaliger Sicht suspekt erscheinen mussten.

Ein Beispiel dafür ist der Fall von zwei Brüdern, von denen beim Älteren "angeborener Schwachsinn" diagnostiziert wurde, während der Jüngere an Schizophrenie gelitten haben soll. Grundsätzlich schließen sich zwei unterschiedliche (Erb)Krankheiten in einer Familie zwar nie aus, jedoch war die Diagnose gerade zu dieser Zeit unüblich, da eine vom GzVeN betroffene Krankheit aus dem nationalsozialistischen Verständnis heraus (zumeist) auch den Rest der Familie betreffen müsse und dieser nicht durch ein komplett neues Krankheitsbild geprägt sein könne. Daher haben die beiden Brüder beim Berufungsverfahren vor dem Erbgesundheitsgericht Recht zugesprochen bekommen, weshalb keine Sterilisierung erfolgte. In einem anderen auffälligen Fall wurde eine Frau aus Marburg wegen "angeborenem Schwachsinn"

---

[59] Vgl. Braß 2004, S. 94
[60] Vgl. Braß 2004, S. 116

sterilisiert, jedoch ein Jahr später nach ihrer Verlegung in eine Heilanstalt in Mendig erneut von der dortigen Anstaltsleitung angezeigt[61]. Die oberflächliche Herangehensweise bei den Ärzten erscheint hier sehr offensichtlich. Das wird auch bewiesen durch die Tatsache, dass es etliche Anzeigen und Anträge zur Unfruchtbarmachung gab trotz nachgewiesener Fortpflanzungsunfähigkeit, z.B. durch ein zu hohes Alter. Eklatante Fehler wie diese erfolgten aufgrund fehlender Kommunikation zwischen den unterschiedlichen Heilanstalten und Gesundheitsämtern oder mangelnder Einarbeitung und Auseinandersetzung mit dem Fall seitens der Amtsärzte. Nicht nur die fälschliche Einbindung sozialer Indikatoren in die Diagnostik, sondern auch die wenig akribische Arbeitsweise der Amtsärzte machten es den einmal auffällig gewordenen Patienten schwer, das Gegenteil zu beweisen. Besonders bei den weniger eindeutigen Fällen, wie der E.G, war es eine schier unmöglich zu überwindende Hürde, den Amtsarzt davon zu überzeugen, dass der Antrag zu Unrecht gestellt wurde und keine Erbkrankheit vorliegt. Das Urteil stand, wie die oben aufgeführten Fehler zeigen, im Grunde schon vor dem amtsärztlichen Gutachten fest, allein aufgrund der Tatsache, dass es sich um von der Norm abweichende Menschen handelte. In die Beurteilung über den Gesundheitszustand der Person und das weitere Vorgehen wurden also größtenteils soziale Indikatoren und keine medizinischen eingebracht. Zwar wird sowohl bei der E.G. als auch bei allen anderen Gutachten auch auf den körperlichen Zustand hingewiesen, jedoch war dieser nur nebensächlich. So konnte der Betroffene körperlich unauffällig sein, und dennoch aufgrund Aussehen, Sexualverhalten oder beruflichem Werdegang zwangssterilisiert werden, da dies das entscheidendere Kriterium für die Amtsärzte darstellte.

---

[61] beide Fälle vgl. Braß 2004, S. 116

Der Amtsarzt, welcher Staatsanwalt und Richter zugleich verkörperte[62], stellte hierbei die Schüsselrolle dar. Seine subjektive Beurteilung oder- wie es bei der E.G war- Verurteilung entschied allein über das Schicksal der Person und konnte nur in wenigen Ausnahmefällen, und zwar wenn die Fehlentscheidung so eindeutig war, dass man nicht über sie hinwegsehen konnte, zurückgenommen werden. Hierzu möchte ich folgendes erklärende Zitat anführen:

„Die Amtsärzte besaßen somit einen großen Handlungsspielraum, der aber nur selten im Sinne der Betroffenen genutzt wurde. Lieber einmal zu viel, als einmal zu wenig sterilisieren."[63]

Geradezu ergiebig stimmten die meisten von ihnen dem nationalsozialistischen medizinischen 'Kenntnissen' zu und sahen es als erwiesen an, dass ein Jeder, der über das vorausgesetzte Maß an Wissen nicht verfügte und/oder den körperlichen Ansprüchen des Naziregimes an das Volk nicht genügte, sofort ein Träger erbkranken Gutes sei, und damit verhindert werden müsse, dass dieser auch noch Kinder in die Welt setzt, die genauso 'unbrauchbar' sind wie der Betroffene. Auch wenn es im Dritten Reich für die Ärzte des Gesundheitsamtes, sowie für jeden anderen Arzt oder das ärztliche Hilfspersonal, keine Möglichkeit gab, sich komplett gegen das System aufzulehnen, so bedeutet das nicht, dass man nicht wenigstens den oben genannten Handlungsspielraum, welchen sie durchaus besaßen, ausschöpfen und für das Gute einsetzen kann. Es wurden weder die Beschaffenheit der Gutachten angezweifelt, was in gewissem Maße verständlich ist, da die Amtsärzte letztlich dem Staat dienten und sich solch eine Kritik nicht erlauben konnten, noch wurden seitens der begutachtenden Amtsärzte die Mittel

---

[62] Vgl. Woelk 2005, S. 168
[63] Zitiert nach Endres, 2010, S.46

ausgeschöpft, die ihnen zur Verfügung gestanden hätten, was sehr wohl auf Unverständnis stoßen sollte, da sie diejenigen waren, die über ihre Vorgehensweise und die Notation bzw. das, was sie ins Gutachten übernehmen wollen, komplett frei entschieden. Die Fragen waren zwar durch die Formblätter vorgegeben, jedoch stand ihnen auf dieses Blättern genügend Platz zur Verfügung, um den Antworten mögliche Begründungen beizufügen. Stattdessen übte man eher das Gegenteil aus. Selbst wenn "möglichst genaue Angaben" gefordert waren, begnügte sich der Amtsarzt mit knappen Halbsätzen. Von allen Gutachten, welche ich einsehen durfte, wurde kein einziges ordnungsgemäß ausgefüllt. Dies führe ich auf die, "fließbandmäßige Vorgehensweise"[64] der Amtsärzte zurück. Wichtige Hintergrundinformationen, die auf dem Gutachten vermerkt hätten werden können oder sogar müssen, wurden weggelassen und das, obwohl genau diese Information zum besseren Verständnis für den Fall beigetragen hätten und sowohl aus medizinischer wie auch aus juristischer Sicht- damals wie heute- nicht fehlen dürfen, um eine korrekte Diagnose und das daraus resultierende Urteil auszusprechen. Doch das Bestreben nach Vollkommenheit und Gesundheit griff soweit, dass Amtsärzte ihre Aufgaben nicht nur ordnungsgemäß, sondern geradezu leidenschaftlich und mit strikter Trennung von Moral und Arbeit erfüllten. Sie dürfen also nicht als Menschen angesehen werden, die keine Alternative hatten und mit dem Rücken zur Wand standen, sondern als Teil derer, die überzeugt waren von der Idee einer Gesellschaft ohne "Ballastexistenzen", die den gesunden Teil der Bevölkerung zu viel Kraft und Geld kosten würden. So konnte die Ideologie der Nationalsozialisten über 11 Jahre hinweg nahezu problemlos in der Medizin erfüllt werden.

3.3 Einfluss auf andere Institutionen: Das Beispiel Hilfsschule

---

[64] Zitiert nach Donhauser, 2007, S. 21

Der Umgang der nationalsozialistischen Gesundheitspolitik mit anders gearteten, beeinträchtigten Menschen, äußerte sich auch im Schulwesen. Die sogenannten Hilfsschulen, welche 1898 durch die Gründung des "Verband(es) der Hilfsschulen Deutschlands" (VdHD)[65] offiziell als eigenständige Institutionen galten und eine Entlastung für die Volksschulen darstellten, da nunmehr eine Trennung im Unterrichten von 'schwachsinnigen' und 'gesunden' Kindern erfolgen konnte[66], wurden im Zuge dieser Reformen besonders fokussiert. Der Vorgänger der heutigen Sonderschule war schon zu Beginn des Ersten Weltkrieges aufgrund des Kostenfaktors sehr umstritten, jedoch versprach man sich mit gezielten Methoden auch die vermeintlich 'nutzlosen' Kinder zu brauchbaren Menschen zu erziehen und zudem die Kinder in den Volksschulen nicht in ihrem Fortschritt zu hemmen, weshalb es zunächst zu keinen Schließungen kam. Lediglich die Zahl der Schüler in den einzelnen Klassen erhöhte sich. Im Zuge der Inflation erfolgten ab 1929 schließlich einige Schließungen und Zusammenführungen von Hilfsschulen. Nach der Machtübertragung auf Hitler im Jahre 1933 wurden die Bestrebungen nach einer Abschaffung der Hilfsschule dementsprechend verstärkt, was jedoch ab Mitte der 1930er Jahre ins Gegenteil überging, da es der Politik sehr zugute kam, möglichst viele Hilfsschüler als Arbeitskräfte einzusetzen[67] . Das in Kraft treten des GzVeN beinhaltete für die Hilfsschulen schließlich endgültige Sicherheit. Hier ist von besonderer Bedeutung, dass im Gesetz, wie vorher beschrieben, festgelegt ist, dass zu sterilisieren ist, wer an "angeborenem Schwachsinn" leidet, weshalb den Hilfsschulen letztlich eine Funktion erwuchs, die ihnen zwar ihre Existenz zusicherte, jedoch mit dem

---

[65] vgl. Woelk, 2005, S. 169
[66] Ellger- Rüttgardt, Hilfsschule im Dritten Reich, Konformes und nicht konformes Verhalten von Hilfsschullehrern aus Welkerling, E., Wiesemann, F., Unerwünschte Jugend im Nationalsozialismus, >>Jugendpflege<< und Hilfsschule im Rheinland 1933- 1945, Klartext, 2005, S. 141
[67] vgl. Woelk, 2005, S. 170

Vorhaben der langjährigen, planmäßigen Beobachtung der Kinder zur Unterstützung der Erb- und Rassenpflege. Das bedeutete, dass zu den eigentlichen Aufgaben der Hilfsschulen, der Entlastung der Volksschulen und der daraus resultierenden Aufwertung dieser Schulen sowie der ökonomischen und militärischen Brauchbarmachung der Hilfsschüler, ab 1934 an die Lehrkräfte die Aufgabe herantrat, im Sinne des GzVeN die Personalbögen der SchülerInnen möglichst genau auszufüllen, damit das Gesundheitsamt anschließend die Informationen in einer Kartei aufnehmen und einordnen kann[68]. Zur Erfassung 'minderwertigen' Erbgutes wurden also nicht nur die klassischen Einrichtungen wie Psychiatrien, Heilanstalten oder Krankenhäuser benutzt, auch Hilfsschulen sah die Politik als geeignetes Mittel zur organisierten und strukturierten Auslese von 'kranken' Gliedern aus der Gesellschaft. Diese Institution versprach zudem, genauso wie die eben genannten, eine gut überschaubare Möglichkeit zur Erfüllung der Richtlinien des GzVeN, da man davon ausgehen konnte, dass jeder Hilfsschüler über irgendeine Art von (Lern-)Behinderung verfügen müsse, welche vor allem mit der Kategorie 'angeborener Schwachsinn' verbunden werden konnte. Hilfsschulen wurden also als "Sammelbecken für 'Erbkranke'" gesehen.[69] Im Zuge eines von den Ärzten eingeführten "doppelten Erfassungssystems"[70] mussten Lehrer und Schulleiter mit den Gesundheitsämtern und der Ärzteschaft zusammenarbeiten, indem sie Teilgutachten und Personalbögen zu ihren SchülerInnen erstellen. Die andere Seite des Erfassungssystems beinhaltete die eigenständige Informationszusammenstellung seitens der Ärzteschaft, sodass die Gesundheitsämter die Vorgeschichte und Entwicklung eines jeden Hilfsschülers durch eine Kartei aufs Genauste nachverfolgen

---

[68] vgl. Ellgar- Rüttgardt, 2005, S. 141
[69] Vgl. Ellger- Rüttgardt , 2005, S. 141
[70] Zitat nach Woelk, 2005, S. 156

konnte. Durch dieses Verfahren sollte eine Beeinflussung der Daten durch die Lehrer verhindert werden und eine umfassende Erfassung aller 'Nutzlosen' sicher gestellt werden[71].

Ein Beispiel für eine derartige Zusammenarbeit zwischen Gesundheitsämtern und Lehrern findet sich in der ehemaligen "Provinzial- Taubstummenanstalt Trier", von der sowohl Einzelfallakten als auch Briefe, Gutachten und Schreiben zwischen Lehrern und Amtsärzten sowie dem Erbgesundheitsgericht im Landeshauptarchiv Koblenz eingesehen wurden, um hier die Funktion der Gesundheitsämter mit dem neuen Organ Hilfsschule vergleichen zu können. Anzumerken ist, dass es sich beim Gesundheitsamt in Trier um kein verstaatlichtes Gesundheitsamt handelte, jedoch wich die Arbeit der ausnahmsweise kommunalen Einrichtung nicht von der in der Literatur beschriebenen staatlichen Gesundheitsämter ab.

Vorab ist festzustellen, dass dieser Schriftverkehr von beiden Seiten sehr oft und zum Großteil äußerst genau erfolgte, wobei die Gesundheitsämter bzw. Amtsärzte den Schulleiter im Wesentlichen um die Übersendung der Krankengeschichten und Beurteilungen von Hilfsschülern und ehemaligen Schülern aufforderten, während der Schulleiter dem Gesundheitsamt in keinem der eingesehenen Fälle von sich aus schrieb, sondern stets auf seine Gesuche reagierte. Also ist schon vor der Begutachtung von Einzelfällen festzuhalten, dass zwar eine rege Zusammenarbeit zwischen beiden Organen bestand, diese jedoch seitens der Gesundheitsämter angestrebt wurde, während die Hilfsschule und der Schulleiter als erster Ansprechpartner offenkundig keinen Fall von sich aus meldeten, sondern nur ihrer Verpflichtung den Gesundheitsämtern gegenüber nachgingen, auf Fragen bezüglich der

---

[71] vgl. Woelk, 2005, S. 171

(ehemaligen) Schülerschaft einzugehen. Ob diese Fragen nun präzise und bereitwillig beantwortet wurden und wie sie von den Gesundheitsämtern in der 'Erbgesundheitssache' der Betroffenen genutzt wurden, soll im Folgenden anhand verschiedener Teilabschnitte von Schreiben seitens Amtsärzten und Schulleiter kenntlich gemacht werden.

So forderte der Amtsarzt von Trier, in den Akten auch Stadtarzt genannt, in zahlreichen Fällen ein Gutachten vom Schulleiter an, aus dem erschlossen werden kann, ob es sich um eine erbliche Krankheit handelte oder ob es eine erworbene sei. Ein Beispiel dafür ist der Fall der Sophie Noll*[72], bei der der Stadtarzt darum bat, eine Untersuchung der Schülerin beim Schularzt einzuleiten:

"Für eine erbbiologische Begutachtung einer Schwester der in der dortigen Anstalt untergebrachten Taubstummen Sophie Noll[73], geboren am 10.05.1924, ist ein Gutachten darüber notwendig, ob es sich bei der Sophie Noll um eine erbliche oder erworbene Taubheit handelt. Ich bitte deshalb, die N. durch den für die dortige Anstalt zuständigen Schularzt daraufhin untersuchen lassen zu wollen und das Gutachten hier einzusenden. Es dürfte wohl zweckmäßig sein, den Arzt auf die ebenfalls bei einer Schwester der N. vorliegende Taubheit aufmerksam zu machen."*

Diese Aufforderung des Stadtarztes an den Schulleiter ist sowohl vom Inhalt als auch von der Formulierung ein typisches Beispiel für die eben erläuterte Art und Weise der Zusammenarbeit zwischen den Organen Gesundheitsamt und Hilfsschule. Das Ziel, mit wenig Mühe und Aufwand mehr Fälle von im Sterilisationsgesetz aufgeführten Krankheiten ausfindig zu machen, wird in diesem Gutachten besonders dadurch deutlich, dass die Aufgabe der

---

[72] Landeshauptarchiv Koblenz, Best.: 933,002, Nr.: 28
[73] Landeshauptarchiv Koblenz, Bestand 933,2, Nr. 28, Name geändert

Gutachtenausstellung, anders als bei Fällen außerhalb der Hilfsschule, nicht dem Amtsarzt zufällt sondern auf den Schularzt übertragen wird, jedoch nicht ohne diesen auf ein Anzeichen für erblich bedingte Taubheit hinweisen zu lassen. Interessant für den Gesamtüberblick auf die Arbeit der Gesundheitsämter ist auch, dass man auf die Betroffene erst über ihre ebenfalls taubstumme Schwester kam, was das immer dichter werdende Informations- und Datennetz durch die Karteien und Hausbesuche einmal mehr darstellt und dabei auch die Intention dieser Maßnahmen wiedergibt, welche darin liegt, nicht nur 'Verdächtige' selbst sondern auch deren Familien zu überprüfen, um eine möglichst vollständige Erfassung jeglicher (Erb-)Krankheiten zu vollziehen.

Das stellt sich auch im Falle der Marie Neuhauser*[74] deutlich dar, indem das staatliche Gesundheitsamt der Nebenstelle Volklingen die Taubstummenanstalt durch folgendes Schreiben um Informationen über einen Cousin der Frau bat: *"Fräulein Marie Neuhauser* (...) hat einen Antrag auf Ehestandsdarlehen gestellt. Bei Vernehmung gab Frl. Neuhauser an, dass ein Junge eines Onkels mütterlicherseits taubstumm sei und bereits in Trier in der Anstalt untergebracht war."* Im Anschluss an diesen Auszug folgte die Aufforderung nach "gefällige(r) Mitteilung", ob es sich um eine Erbkrankheit handelte. Auch wurde nach weiteren Fällen in der Familie gefragt, um diese überprüfen zu können, wobei wie schon im Fall zuvor, sichtbar wird, welche Intention die (auferlegte) Zusammenarbeit zwischen Gesundheitsämtern und Hilfsschulen einnahm. Im Anschluss an das Schreiben folgt in der Akte die Information darüber, dass der Cousin der Frau tatsächlich sterilisiert wurde, was erst durch die gründliche "Vernehmung" in Form einer Eheberatung oder

---

[74] Landeshauptarchiv Koblenz, Best.: 933,002, Nr.: 28

von Hausbesuchen sowie dem engen Schriftverkehr zur ehemaligen Hilfsschule des Verwandten ermöglicht werden konnte.

4. Fazit

4.1 Beteiligung der Gesundheitsämter an den rassenpolitischen Maßnahmen

Die Verstaatlichung der Gesundheitsämter durch das GVG zum 1.4.1935 ermöglichte aus meiner Sicht in allen Lebensbereichen den für die damalige Zeit höchstmöglichen Erfassungsgrad von 'Erbkranken' im Sinne des Sterilisationsgesetzes. Dabei arbeiteten die Gesundheitsämter, vor allem der Amtsarzt als Gutachter, stets mit anderen Institutionen in einem regen Informationsaustausch zusammen, wie es in den (Hilfs-)Schulen, Krankenhäusern und Heilanstalten der Fall war. Doch gerade die Schaffung von eigenen Organen wie der Eheberatung sowie den Hausbesuchen zur Erstellung einer Kartei, zeigt, dass die staatlichen Gesundheitsämter später weniger instrumentalisiert **wurden**, als dass sie selbst andere -bereits vorhandene oder neu geschaffene- Einrichtungen für die gezielte Auslese des Volkes benutzten. Dabei wurde seitens der Gesundheitsämter, was sich unter anderem im Schriftverkehr mit den Hilfsschullehrern zeigt, sowohl eine freiwillige Beteiligung und Unterstützung von den einzelnen Organen selbst gefordert als auch durch das doppeltes Erfassungssystem eine Täuschung verhindert. Die Entwicklung und Kontrolle über diese Maßnahmen oblag allein den Gesundheitsämtern, wodurch einmal mehr deutlich wird, wie **lohnenswert** die Verstaatlichung dieser Institution wirklich war. Denn nach der Umformung wirkten Gesundheitsämter EIGENSTÄNDIG und arbeiteten dabei ohne Kontrolle seitens der NSDAP auf das übergeordnete Ziel des gesunden

Volkskörpers hin. Sie fungierten also als ein Organ der NSDAP und da keinerlei Widerstand seitens der Amtsärzte sondern größtenteils sogar Zustimmung stattfand, ist der oben genannte Handlungsspielraum der Amtsärzte nicht verwunderlich, sondern das Resultat des Vertrauens der nationalsozialistischen Politik in ihr Mitwirken. Genau dieses Vertrauen konnte durch die Verstaatlichung durch das GVG entstehen und sich erweitern, da man den Gesundheitsämtern landesweit einheitliche Aufgaben zuteilte, denen sie sich nicht entziehen konnten. Die Instrumentalisierung der vorher kommunalen Gesundheitsbehörden des Regimes bestand also hauptsächlich darin, erst einmal eine einheitliche 'Gesundheitspolizei' aufzubauen, an die sich jedes andere Organ wenden kann und soll, um das GzVeN überhaupt in die Praxis umsetzen zu können. Bis zu diesem Punkt ist also noch keine Eigeninitiative der Gesundheitsämter bzw. Amtsärzte feststellbar.

Doch nach der Umformung zeigen meiner Meinung nach sowohl die Art der Gutachtenausstellung, die die Überzeugung der Amtsärzte von der NS-Ideologie hervorhebt, als auch das unaufhörliche Bestreben nach immer neuen Möglichkeiten zur Erfassung 'kranken' Erbgutes durch eine Druckerzeugung auf andere Einrichtungen (siehe Schriftverkehr mit dem Schulleiter der Provinzial Taubstummenanstalt Trier), durch den Zwang zur „gefälligen" Mitarbeit sowie die Entwicklung eines umfassenden Karteiensystems, dass die Gesundheitsämter schnell eine Position erreichten, die es ihnen ermöglichte, über andere Organe zu walten und Menschen nach ihrer subjektiven Wahrnehmung und nach sozialen Indikatoren zu Betroffenen des Sterilisationsgesetzes zu machen, auch wenn sie- was sich auch im Zuge dieser Arbeit zeigt- ohne Probleme eine begründete Alternativdiagnose abgeben hätten können.

Anhand dieser Entwicklung ergibt sich der Unterschied zwischen einer **erzwungenen**, auferlegten Arbeit für das Regime und einer **gewollten**, selbst weiterentwickelnden Durchführung der rassenpolitischen Maßnahmen. Somit ist der Beitrag der Gesundheitsämter und Amtsärzte zur Erfüllung der Zielsetzung der Nationalsozialisten nicht nur groß, sondern ausschlaggebend gewesen. Durch das GVG wurde eine Win-win-Situation hervorgerufen, die zum einen beinhaltete, dass die Politik der Erfüllung des GzVeN nachkam ohne selbst Kraft und Zeit zu investieren, zum anderen bewirkte sie, eine den Gesundheitsämtern und Amtsärzten sehr gelegene Aufwertung ihrer Stellung durch eine einzigartige Ausweitung ihres Wirkungsbereiches, was aus meiner Sicht die Begründung für ihren Beitrag am Geschehen darstellt.

4.2 Beurteilung des Beitrages

4.2.1 Internationale medizinische Atmosphäre

Trotz diesem außerordentlichen (Mit-)Wirken an den rassenhygienischen Maßnahmen der NS- Gesundheitspolitik darf der Beitrag der Amtsärzte als "Protagonisten der deutschen Rassenhygiene"[75] nicht allzu schnell verurteilt werden. In der Atmosphäre der Weimarer Republik und des darauf folgenden nationalsozialistischen Führerstaates ergaben sich gerade in Medizin und Wissenschaft weltweit vermeintlich wegweisende Theorien, woraus schließlich der eugenische Gedanke kaum noch aus den Köpfen der Ärzte und Wissenschaftler herauszudenken war und auch wenn das selbstverständlich zu hinterfragen ist, darf nicht vergessen werden, dass diese Gedanken nicht nur von Ärzten aus Deutschland geteilt, verbreitet und unterstützt wurden, sondern in allen Ländern, besonders in den wissenschaftlich weiter entwickelten wie den USA und England, zu dieser Zeit stark erwünscht waren,

---

[75] Zitiert nach Donhauser 2007, S. 62

nur mit dem Unterschied, dass die deutsche Politik aufgrund ihrer ohnehin selektiven Ausrichtung den Ärzten uneingeschränkte Gelegenheit und sogar die Aufforderung zur Mitarbeit an den genannten Maßnahmen bot, weshalb in Deutschland Zwangssterilisationen, später Menschenversuche und (Massen-)Morde tatsächlich in die Praxis umgesetzt werden konnten, während Politiker und Ärzte in anderen Ländern zum Teil das selbe verlangten, die Hemmschwelle dieser Staaten jedoch immer noch groß genug war, um nicht die Schritte zu wagen, die die Gesundheitspolitik unter Hitler bestreiten konnte. Zwar bleibt aus meiner Seite nach wie vor ein Unverständnis den Amtsärzten gegenüber, jedoch ist dieses hauptsächlich darin begründet, dass sie auch vor dem Hintergrund der damaligen internationalen medizinischen Einschätzung ihre fachliche Präzession, die auch zu dieser Zeit gefordert war- wenn auch für ein gänzlich anderes Vorhaben- in den meisten Fällen verloren haben bzw. Ihr kaum noch einen Wert beigemessen haben. Hierfür ist die Gutachtenausstellung für die E.G. eines von vielen Beispielen, in denen auffällt, dass das beruflich bedingte Interesse zur Anamnese auf einen Bruchteil, und zwar den, der in irgendeiner Form 'krankes' Erbgut nachweisen kann, reduziert wurde und schlichtweg kein Interesse zur Feststellung der Gesundheit bestand. Für mich erscheint es so, dass man als Betroffener nur sehr geringe Chancen hatte, der Zwangssterilisation zu entkommen, wenn man dem Gesundheitsamt einmal aufgefallen ist.

4.2.2 Verwendung nicht- medizinischer Indikatoren

Der Eindruck der Vorverurteilung der Amtsärzte wird auch durch den Umgang mit den anderen Patientengeschichten und besonders den Sippenfragebogen, welchen ich einsehen durfte, bestätigt, da dieser Bogen schlichtweg alle erdenklichen Verbindungen zu Krankheitsfällen in der Familie auflistet und somit eine sehr fatale Variante der Anamnese darstellt. Fokussiert man also die

Begründungen, sollte bewusst werden, dass es sich um keine medizinisch verwertbaren handelte, und dass, obwohl Amtsärzte keine Laien auf ihrem Gebiet waren. Vielmehr wurden sie geradezu bestimmt von der nationalsozialistischen Ideologie, was gerade im Hinblick auf den Umgang mit den angeblich wissenschaftlich fundierten Beweismitteln, welche die Opfer als erbkrank identifizieren sollten, ein kritikloses Handeln bewirkte. Die Handhabung der Ärzte, gerade der Amtsärzte, ist für mich vergleichbar mit der eines NSDAP-Mitgliedes ohne jegliche Kenntnisse der Medizin, welches zwanghaft nach einem Grund für die Ausführung der Sterilisierungen sucht und deshalb so viele Verbindungen zu anderen Auffälligkeiten und Krankheitsbildern in der Familie der Betroffenen sucht wie nur möglich. Zu diesem Punkt kommt aus meiner Sicht belastend hinzu, dass gerade Kriterien, von denen die Ärzte wussten, dass sie durchweg sozialer Natur sind, hauptsächlich zur Beurteilung der Betroffenen führten. Die Medizin und Wissenschaft fokussierte sich auf eine derart unfachliche Indikation, dass es sowohl aus heutiger als auch- und das ist besonders bedeutend- aus damaliger Sicht nur noch wenig mit Medizin im eigentlichen Sinne zutun hatte. Denn den Medizinern, darunter den Amtsärzten, war auch zu dieser Zeit durchaus bewusst, dass der Gesundheitszustand, speziell der Grad der geistigen Gesundheit, nicht an der Lebensweise oder den Lebensumständen gemessen werden kann. Dennoch wurde bei E.G. als Begründung ihr Sexualverhalten und ihre mangelnde Geschäftsfähigkeit herangezogen, wobei wirkliche medizinische Argumente, die gegen eine Sterilisierung gesprochen hätten, durch ihren Lebenslauf in den Hintergrund gerieten. Auch in etlichen anderen Fällen in ganz Deutschland wurden eben diese offenkundig nicht-medizinischen Kriterien als Beweis für geistige Unzurechnungsfähigkeit und somit ein psychisches Leiden im Sinne des Gesetzes gewertet. Neben dem

Ablegen von medizinischen Grund**werten**, die im hippokratischen Eid zusammengefasst sind, tritt also das Ablegen von medizinischen Grund**kenntnissen** auf.

Dafür ist auch die Aktion Rheinland- Bastarde ein gutes Beispiel, da es zeigt, dass die Gesundheitsämter und Ärzte sich zum Teil nicht einmal darum bemühten, den Betroffenen, über dessen Gesundheitszustand sie urteilten, zu untersuchen. Einzig das Äußere konnte genügen, weshalb schon Fotos innerhalb dieser Aktion ausreichten. Und auch wenn in den nicht geheimen Zwangssterilisations- Fällen eine amtsärztliche Untersuchung und Gutachtenausstellung stattfand, findet sich auch hier die Oberflächlichkeit und die Bewertung falscher Kriterien wieder.

Diese Versteifung auf soziale Indikatoren seitens der Gesundheitsämter und Amtsärzte wird von Donhauser als "der der Rassenhygiene zugrunde liegende Wahn vom >>gesunden Volkskörper<<"[76] bezeichnet, welcher die deutschen Medizinalbeamten noch vor 1933 befallen habe. Seine Beurteilung trifft meiner Meinung nach besonders den Kern der Situation. Nicht nur, dass es von der Politik vorgegeben war, sondern auch die Neugier der Mediziner und ihr Bedürfnis nach Selbstverwirklichung bewirkte, dass die "rassenhygienische Utopie"[77] der Nationalsozialisten von ihnen unterstützt wurde, obgleich ihnen bewusst war, dass die medizinische Komponente auf dem Weg zur Erfüllung des Ziels durch eine soziale Indikation ersetzt wurde , da ihr Verständnis vom Sinn und Zweck der Medizin und somit der gesamte Berufsethos kaum etwas anderes zugelassen hätte, auch wenn damit der hippokratische Eid in unzähligen Fällen auf das Gröbste gebrochen wurde. Das Ziel eines vollständig 'perfekten', 'gesunden' und 'brauchbaren' Volksganzen stand auch über diesem

---

[76] Zitiert nach Donhauser 2007, S. 62
[77] Zitiert nach Donhauser 2007, S. 62

Jahrtausende alten beruflichen Wert, und zwar von Seiten des Staates, damit auch seitens der Gesundheitsämter und den dazu gehörenden Medizinalbeamten, wobei bei diesen die eigene Stellung innerhalb der Verwirklichung des Zieles als besonders gelungenes Lockmittel diente, weshalb ich in meiner abschließenden Bewertung die bereitwillige Arbeit der Amtsärzte an den "ausmerzenden Maßnahmen" des NS- Regimes zwar als fatal für den übrigen Verlauf der Gesundheitspolitik, darunter besonders die rasante Steigerung der Härte der Maßnahmen, erachte, jedoch betonen möchte, dass ich mich gegen eine Verurteilung der Amtsärzte, aber auch der restlichen Ärzteschaft, aussprechen möchte, auch wenn das Ergebnis dieser Arbeit darstellen soll, dass die Gesundheitsämter und ihre damaligen Mitarbeiter zum Großteil keine Opfer der Politik, sondern Mittäter sind. Mit diesem Wissen sollte man dennoch, genauso wie in jedem anderen Teilbereich des Themas "Nationalsozialismus" sensibel umgehen, da niemand mit Gewissheit sagen kann, wie er/sie in einer solchen Situation handeln würde. Bezogen auf die Ärzteschaft von heute würde ich dies sogar stärker ausdrücken, da gerade die wissenschaftliche Neugier und das Interesse am menschlichen Körper die Empathie oftmals ungewollt in reine Objektivizierung wendet, weshalb der Themenkomplex "Medizin im Nationalsozialismus" als Ermahnung an die heutigen Mediziner und Negativbeispiel ärztlicher Freiheit nicht in Vergessenheit geraten sollte.

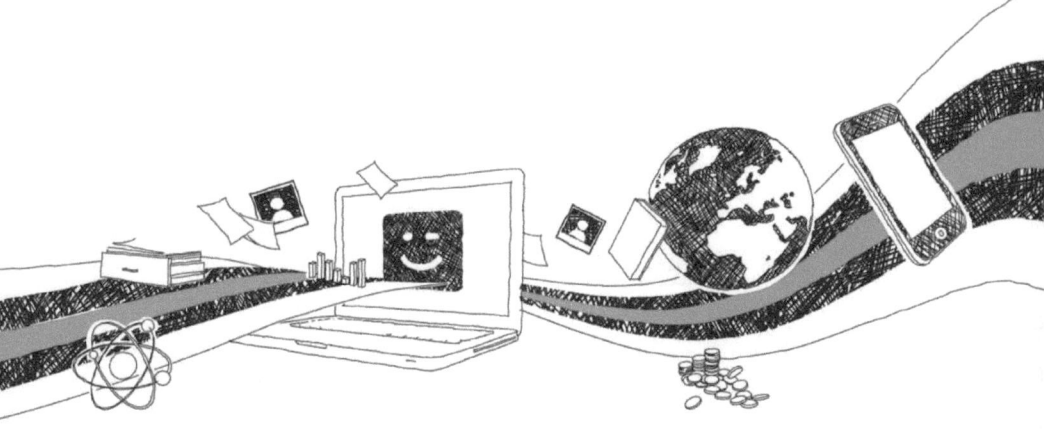
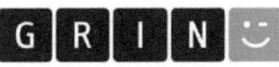